U0296274

感觉统合

——孤独症及其他广泛性发育障碍儿童的治疗

Building Bridges Through Sensory Intergration

——Therapy for Children with Autism and Other Pervasive Developmental Disorders

·第三版·

原著　艾伦·亚克（Ellen Yack）

　　　葆拉·亚居拉（Paula Aquilla）

　　　雪莉·萨顿（Shirley Sutton）

主译　贾美香　吉　宁　杨逸凡

辽宁科学技术出版社
LIAONING SCIENCE AND TECHNOLOGY PUBLISHING HOUSE

拂石医典
FU SHI MEDBOOK

图书在版编目（CIP）数据

感觉统合:孤独症及其他广泛性发育障碍儿童的治疗/（美）艾伦·亚克（Ellen Yack），（美）葆拉·亚居拉（Paula Aquilla），（美）雪莉·萨顿（Shirley Sutton）原著;贾美香等主译.—沈阳:辽宁科学技术出版社,2020.2
ISBN 978-7-5591-1442-6

Ⅰ.①感… Ⅱ.①艾… ②葆… ③雪… ④贾… Ⅲ.①小儿疾病—孤独症—治疗 Ⅳ.①R749.940.5

中国版本图书馆CIP数据核字（2019）第296569号

版权所有　侵权必究

出版发行：辽宁科学技术出版社

北京拂石医典图书有限公司

地址：北京海淀区车公庄西路华通大厦B座15层

联系电话：010-57262361/024-23284376

E-mail：fushimedbook@163.com

印刷者：三河市双峰印刷装订有限公司

经销者：各地新华书店

幅面尺寸：185mm×260mm

字　数：316千字　　　　　　印　张：18.25

出版时间：2020年2月第1版　　印刷时间：2021年10月第2次印刷

责任编辑：李俊卿　　　　　　责任校对：梁晓洁

封面设计：潇　潇　　　　　　封面制作：潇　潇

版式设计：天地鹏博　　　　　责任印制：丁　艾

如有质量问题，请速与印务部联系　　　联系电话：010-57262361

定　价：79.00元

请向我架一座桥梁

我知道你与我从来都不一样，

深夜，我曾仰望星空，想知道哪颗星是我的故乡。

因为你就像来自另一个星球，而我永远不知道你的星球怎样。

除非向我架一座桥梁，架一座爱的桥梁，连接你的心，我的心。

我多渴望有一天，你对我微笑，

是因为你看到，我变幻莫测的眼神中，

原本的那一丝端庄与聪慧之光。

我领略过他人误解的目光，却不知做错了什么。

向我架一座桥梁吧，不要让我等待太长。

我生活在恐惧的边缘。

耳旁的私语像雷一般鸣响。我每天都在躲藏。我只是想让恐惧快些消散。

我多么渴望融入你的世界。我多么渴望突破这可怕的阻隔。

我多么渴望那座通向你我内心的桥梁。

到那时，我们就会心心相通，永不分离。请向我架一座桥梁，即便它再小，也会
连接我们爱的心房。

——选自：托马斯·麦基恩1994年撰写的《光明即将来临：一名孤独症患者的内
心独白》。德克萨斯州阿灵顿：Future Horizons公司出版

谨以此书献给

本书献给我们有幸与之合作的孩子和家庭。

正是他们一直在激励着我们，给我们提出挑战，我们也受益良多。

而他们表现出的坚韧、勇气和品格的力量也赋予了我们无限的力量。

关于作者

艾伦·亚克，基础教育法硕士，心理学学士，作业治疗师

艾伦·亚克自1979年以来一直从事作业治疗师工作，并拥有教育硕士学位。她是Ellen Yack and Associates的负责人。这是一家专为儿童和青少年及其家庭提供作业治疗和言语治疗服务的私营机构。她涉足的专业领域包括感觉统合、孤独症谱系障碍、自我调节和运动发育。艾伦为儿童家长和专业人士们举办过各种研讨会和讲座，并在专业领域发表了不少文章。她也为个人和组织提供各种咨询服务。她曾在日内瓦孤独症中心做过15年的作业治疗顾问。目前在多伦多地区天主教学校董事会和Aisling Discoveries儿童及家庭中心为孤独症项目提供咨询。艾伦还与存在感觉处理问题的成年人一起工作，并为Redpath社交与情感发展中心（Redpath Centre for Social and Emotional Development）提供咨询服务。艾伦与她的丈夫厄夫·马克斯，以及他们的孩子莉娅、迈克尔和罗比居住在加拿大的多伦多。

葆拉·亚居拉，心理学学士，作业治疗师，DOMP

葆拉·亚居拉与她的丈夫马克和女儿凯蒂和埃拉居住在多伦多。她是一名作业治疗师（自1986年），还是一名整骨治疗医生（自2011年）。她在临床、教育、家庭和社区领域为儿童和成年人服务。葆拉创立了YES I CAN! 综合性幼儿园、YES I CAN!夏令营和"我爱宝宝项目"（I LOVE MY BABY PRO-GRAM），并担任了六年的负责人。葆拉是多伦多一家私立孤独症儿童学校GIANT STEPS的创始执行董事。她还经营着一家私人诊所，为有特殊需要的儿童及其家庭提供服务。葆拉在国际上举办了许多关于感觉统合的研讨会。她在Aptus治疗中心创建了作业治疗项目，并在那里继续进行咨询。多伦多大学作业治疗系的学生获准采用她的实习项目，她也担任该系的客座讲师。另外，她还担任加拿大骨科学院的教授。同时，她兼任麦克马斯特大学作业治疗专业学生的顾问。葆拉为患儿们带来了温暖与热情。

雪莉·萨顿，心理学学士，作业治疗师

雪莉·萨顿自1976年以来一直从事作业治疗工作，为有特殊需求的儿童和成人服务。她曾经在医院、学校和社区工作过。最近，她已从西姆科县早期干预服务治疗师的工作岗位上退休。她现在经营着自己的私人诊所，专门从事咨询和销售感统器材。雪莉在安大略省开设巡回诊所，并在加拿大各地举办研讨会。自从《感觉统合》这本书首次出版以来，她撰写了多篇文章，并且因为在家庭和学校中推广简便且具有创造性、实用性的方法而备受推崇。她的工作地点位于滑雪胜地——安大略省科林伍德美丽的乔治亚湾海岸。雪莉和丈夫埃里克一起住在这里。她现在已经有了自己的孙子，她很自豪自己当上了祖母。

序

　　每当我翻开《感觉统合》这本书再次拜读时，比如说，每当读到对自我调节能力较差孩子的建议、关于作业治疗师的定义，或让孩子踏实地坐在圆圈里的策略等内容，对葆拉、艾伦和雪莉撰写这本经典著作的感激之情就会油然而生。这本书的内容写得"恰到好处"，因为它几乎囊括了父母、老师或专业人士所需要的关于支持孩子感官问题的所有内容。现在，这本书又经过了更新与重排，更加令人欢欣鼓舞。

　　本书修订后的一个重要观点是，书中的阐释和感觉策略适合所有的人。这本书不仅只为作业治疗师撰写，而是面向每一位渴望在感觉统合问题方面获得支持的人。它的另一个优势在于，存在感觉统合失调的不仅限于儿童，也有成年人；书中的内容适合各个年龄层段的患者。而且这些方法与策略不仅适用于孤独症谱系障碍（ASD）患者，也适合感觉统合失调不甚严重的人；既适用于年幼的儿童，也适合年长一些的成年人，甚至介于两者之间的青少年；感觉统合理论普遍适用于家庭、学校和临床的环境。无论是孩子还是成人，他们都能通过在治疗球上跳跃，或拉弹力带，来改善前庭功能和自我调节能力！

　　本书第一章是绪论部分，向我们解释了什么是孤独症谱系障碍（ASD）、作业治疗、感觉统合和感觉系统。建议你阅读这部分介绍，了解多年来本书核心主题观点的演变过程。

　　对ASD的阐述体现了第五版《精神疾病诊断与统计手册》（DSM-V）的变化。比如说，人们以前将广泛性发育障碍和阿斯伯格综合征作为两种疾病，现在被纳入到ASD中。以前版本中未太重视非典型感觉处理障碍，而现在将它作为ASD的一个特征包括在DSM-V中。此类和其他的修改阐明了我们对身体-大脑-行为之间联系的理解，以及感觉统合治疗带来的好处。

三位作者对作业治疗（OT)的论述，让我们对她们引以为豪的医学专业度有了更深的理解。最近的研究已经表明了OT在为ASD儿童提供服务方面的价值，可以有效提升他们的生活能力，变得更"能干"。

本书第一章还向读者讲述了感觉统合（或感觉处理）和感觉系统。书中例举的感觉处理能力低下儿童的示例，让我们身临其境的场景，以及那些令我们加深理解的诗歌都妙趣横生，含义深刻。

第二章开启了我们认识感官障碍的大门。作者利用一份已经发表的问卷，向读者介绍作业治疗师和其他专业人员可能会用到的各种评估手段。你和我，还有很多家长和老师，都不是作业治疗师，而"感觉筛查"这部分内容为我们判断孩子是否存在困难提供了指导。筛查中的每一种行为对我们都很重要。这些行为告诉我们，孩子、青少年，乃至成年人无法简单地用语言表达出这些让他们感到困惑、不舒服和不协调的东西。

了解这些之后，你就可以找到解决这些行为的方法，包括感觉食谱和其他技术；利用切合实际的自我照顾技巧，帮助感觉统合存在困难的人；以及在家庭、学校和幼教环境中实施这些方法的建议。

我最喜欢的是"活动建议"这部分内容，因为它里面尽是些奇思妙想的插图，充满了可以亲手和亲身尝试的好点子，值得读者一试。这些活动成本低、很容易学会、图文并茂、趣味横生、功能强大，不仅能让孩子们快乐，也能让大人开心，而且好处也会越来越多。

触觉反应过度的孩子会喜欢上"适度脏乱"的游戏，比如香味橡皮泥和"Drizzle Goo"。过不了多久，孩子们就会盼着到餐桌上享受更多的触觉乐趣。孩子们参与越多，就越想参与，能做的事情就会更多。

葆拉、艾伦和雪莉，感谢你们齐心协力撰写了这本精彩的好书！本书在修订之后更是无可挑剔！

卡罗尔·斯托克·克拉诺威茨，文学博士，《不协调的
孩子贝塞斯达》的作者，2015年春，写于美国马里兰州

致读者的信

欢迎你阅读此书！

1997年夏天，我们三位作业治疗师决定撰写一本关于感觉统合理论知识与运用，以及如何帮助孤独症谱系障碍儿童的书。当我们在实践中寻找可用资源，为孩子提供简单的活动建议和适应策略时，产生了撰写此书的想法。可我们发现能用的资源很少，只能自己动手开发！好在多年以来，我们在各类场境中为儿童和成人提供服务，这些工作经验让我们能够开发出五花八门的点子，并能评估它们是否有效。我们希望这本书能为家长、教育工作者、作业治疗师和其他专业人士提供实用的资源。我们每位作者都有二十多年的针对儿童的工作经验，非常希望能与大家分享成功的方法，想把这些经验记录下来，故此承担了撰写此书的艰巨任务。

1998年11月，我们出版了《Building Bridges through Sensory Integration: Occupational Therapy for Children with Autism and other Pervasive Developmental Disorders》一书。DSM-IV将"广泛性发育障碍"一词列为描述孤独症的专用术语，但目前"孤独症谱系障碍"（ASD）也用来描述这一人群。因此，我们在书上采用了ASD一词。

我们在构思书名"Building Bridge"时，受到了托马斯·麦基恩1994年撰写的《光明即将来临：一名孤独症患者的内心独白》中"Build Me a Bridge"一诗的启发。麦基恩作为一名孤独症的患者，在该诗中描述自己的感受，并呼唤读者在他与别人的世界间架一座桥梁。他认为，通过"这座桥"，没有孤独症的人能更好地理解孤独症谱系障碍患者眼中的世界。他还相信，增进理解有利于架起桥梁，让他和其他人更好地参与到社会交流之中。而我们坚信，感觉统合理论就是他所渴望的"爱之桥"。

感觉统合理论可以帮助我们理解许多ASD患者的感觉与运动差异，以及这些差异如何影响他们的行为和能力表现。我们认为，感觉统合理论能帮助我们架起一座桥梁，让每个人都能完全发挥出自己的潜力。

本书为家长、教育工作者、作业治疗师和其他专业人士提供了实用的资源。我们关注的重点是那些被诊断为孤独症谱系障碍(ASD)的儿童。他们存在非典型的感官处理障碍和运动企划受损。虽然本书主要面向儿童和他们的父母，但大部分内容也适合成年人。书中提及的方法不仅适用于ASD患者，也适合有感觉统合失调的患者。我们要让孩子、家长和服务者充满信心，更有自主权。我们将告诉你关于行为的新观点……以及一些提高成功率的策略！

我们对这本书受到如此好评感到惊讶和高兴。本书目前已被译为芬兰语、韩语、波兰语和中文版。这本书在许多孤独症教育和家长宣传网站的推荐书单中都列于显著位置。它还被列入大学课程，并被许多其他文章引用。此外，更让我们引以为豪的是，本书还荣获了2008年第15届美国教师选择奖的最佳课堂资源。但这不算什么，最让我们欣慰的还是父母和专业人士对这本书的积极反馈。他们把这本书作为非常实用和宝贵的资源，并一再要求我们刊印第三版。最近，我们收到一位大学教授的来信，她把我们的书推荐为班上的必读书目。另外，她恳请我们出版第三版，很多人也鼓励我们重新编审本书，以提供更多的好点子，确保读者能获得最新的信息。我们每名作者都在该领域工作三十余年，有着丰富的经验，不断相互学习，并向我们的客户和家人请教。　我们很高兴通过收集8名儿童的各种资料完成了原著的修订工作。希望能对大家有参考价值。

这本书包含什么内容?

本书第一篇阐述了ASD患儿作业治疗师的职责,并对感觉统合理论进行了详细介绍。我们建议你仔细阅读这一部分内容,以便更好地理解我们建议的初衷。我们的目标是让你深入浅出地了解这一理论,并且希望你掌握了这些知识后,能更轻松地根据不同孩子的需要进行调整。

第二篇阐述了鉴别儿童感觉处理困难的方法,并提供了一系列应对策略和活动建议、处理具有挑战性行为的特定策略,以及完成某种特定任务的适应方法。

我们强烈建议你,在执行本书中的建议前咨询作业治疗师。

致 谢

在此感谢家人们对我们工作的大力支持！同时，感谢与我们一起工作的孩子父母，感谢他们在编写本书过程中提供的宝贵意见与建议。特此感谢多伦多感觉统合研究小组对本项目的信任，以及为本书出版提供的资金赞助。

最后，我们还要简·艾尔斯（Jean Ayres）博士和其他作业治疗师为感觉统合理论发展做出的巨大贡献！

目 录

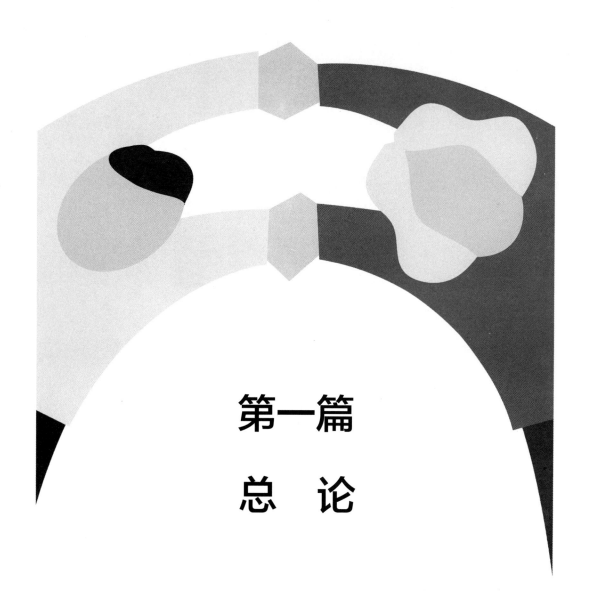

第一篇

总 论

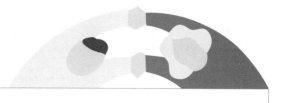

第一章

什么是 ASD 和作业疗法？

本章将为你阐释什么是孤独症谱系障碍和作业疗法。

孤独症谱系障碍的类型

《精神疾病诊断与统计手册》第5版（DSM-V）将孤独症谱系障碍（ASD）定义为一种神经性发育障碍。它的主要特点是社会交流与社会交往障碍，以及兴趣狭窄、重复的行为模式等（APA，2013）。症状常出现在儿童早期并持续存在，也可以在一生中发生改变，但严重影响着患者的日常生活（APA，2013）。以前人们使用的诊断术语包括：孤独症、阿斯伯格综合征和广泛性发育障碍亚型。现在大多归为ASD。但目前人们根据三种严重程度对其加以区分，旨在针对不同的困难程度提供必要的支持。DSM-V中另一个与本书非常有关的变化是把异常的感觉处理作为ASD可能的特征之一。

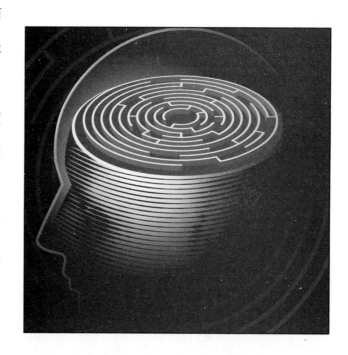

对感觉输入的反应过度和

迟钝，或对环境感觉的异常兴趣，现在被列为一个可能的识别特点。

这种新的分类系统势必会引起学界的争议和混乱。许多ASD患者及其支持者们认为，分类更细致会好一些（比如，分为孤独症、阿斯伯格综合征），但也相信新分类系统或许会给医疗服务带来不利的影响。虽然很多临床医生和教育工作者都知道新系统的存在，但仍更习惯使用旧术语。我们不否认区分不同病症或严重程度的重要意义，但本书仍然使用ASD一词，因为书中的内容普遍适用于各种类型。可是我们又不得不承认，当我们回顾和引述其他书籍或文章时，很多出版物只用"孤独症（autism）"这个词。

孤独症谱系障碍和感觉统合的历史

列昂·肯那（Leo Kanner）在20世纪40年代首次创造了"孤独症（autism）"一词，并描述了这种"生理或智力上的生物学缺陷"（Kanner，1943）。同时，他还记载了孩子们存在的感知障碍，并评论了他们对噪音和移动的物体产生的过度反应。可遗憾的是，50和60年代人们并不认为孤独症是一种生物学障碍。孤独症在当时被认为是一种由冷漠的"冰箱母亲（refrigerator mother）"教育方式不当造成的基于情绪情感的障碍。

随着时间进入20世纪70年代，孤独症又重新被视为一种神经功能缺陷，这让人感到十分庆幸。很多书籍与文章也开始关注这种特殊疾病的特点。各种文献把重点放在了与此病症有关的社交、交流、行为和认知问题上。与此同时，愈来愈多的研究关注于广泛性发育障碍（PDD）患者的感知和感觉处理问题。艾瑞克·修普勒（Eric Schopler 1965）发现，他所观察的很多孤独症儿童对视觉、前庭或动作、听觉的刺激有异常反应。奥尼茨（Ornitz，1971）认为儿童孤独症属于感觉运动统合的障碍，随后他又发现了感觉输入和运动输出调节的问题（Ornitz，1973）。

卡尔·得力卡托（Carl Delacoto，1974）在他的《终极陌生人》（The Ultimate Stranger）一书中提出了"孤独症是由脑损伤导致感知功能障碍引起"的假说。他指出，孤独症患者表现出的许多行为都是试图让自己的神经系统正常化。而且，他相信如果能改善感觉系统的工作方式，就能减少他们不正常的行为，提高处理和完成任务的能力。

作业治疗师简·艾尔斯（A．Jean Ayres）在20世纪70年代出版了两本书：《感觉统合与学习障碍》和《感觉统合与儿童》（1972，1979）。艾尔斯（1979）将感觉统合定义为"将感觉组织起来，供个体表现使用的过程"，并讨论了当这个过程受到损害时对行为和发展产生的影响。她在《感觉统合与儿童》一书中深入浅出地回顾了该理论，并阐述了与孤独症儿童相关的问题。艾尔斯提供的信息支持了得力卡托和奥尼茨提出的假设。艾尔斯描述了行为问题为不适当的感觉统合之间的关系，这些行为中有许多与得力卡托和奥尼茨的观察结果一致。

另一位作业治疗师尼克布克（Knickerbocker，1980）也提出假设，孤独症患者表现出的许多行为可能与他们对感官输入的反应过度或迟钝有关。她建议应通过特定的活动来有计划地提供感官输入，这有助于使感官输入反应正常化，改善患者的行为。

奥尼茨（1985，1993）着手完善自己的假设，并在文章中提出孤独症患者在注册（registering）、调节和统合感觉刺激方面存在着困难。他接着又指出，这些感觉处理的差异可能会导致自我刺激行为和觉醒水平的异常。

目前，已经有尸检研究支持了他的假设。尸检发现在孤独症患者的小脑和大脑边缘区存在发育异常（Bauman & Kemper，1994），而这些区域在感觉统合过程中扮演着重要角色，包括调节感觉输入。

许多书籍和文章都讨论了孤独症儿童对感觉刺激的不寻常反应（Ayres & Tickle，1980；Baranek & Bergson，1994；Cesaroni & Garber，1991；Richard，

1997；Greenspan & Wieder，1998）。近来，一些成年孤独症患者也记录了他们的经历，报告了他们对某些刺激的厌恶和非同一般的敏感（Grandin，1986；Williams，1992；Grandin和Scariano，1992；McKean，1994；Williams，1994；Grandin，1995；Williams，1996）。感觉统合理论的各个方面已经被很多第一手资料予以验证。

1985年和1986年，孤独症女性患者坦普尔·葛兰汀（Temple Grandin）出版了两本书，讲述了她对光线、触觉和声音的敏感程度。她在书中告诉我们，那些看似对别人无害的感觉是如何影响她的行为和情绪的。比如说，一些衣服的质地会让她感到非常焦虑、心烦意乱和烦躁不安，有些声音会引起她大声尖叫并捂住耳朵。

葛兰汀讲述了她在儿童和青少年时期对"深层触压（deep touch pressure）"和运动的渴望。她还告诉读者深层触压如何让她的身心平静、重塑神经系统并降低她对触觉的过度敏感。葛兰汀在十几岁时参观过一家农场，看到了一个"牛固定架"。这种工具用来从两边夹住牛的身体，不让它乱动。她提出想钻到固定架中，并觉得它能带给她一直想要的那种压迫感觉。她在书中讲述了自己在固定架中获得的轻松感，整个人的思绪都变得井井有条。后来，葛兰汀也给自己做了一个"固定架"，或者叫做"拥抱机（hug machine）"。曾荣获艾美奖的HBO电影《星星的孩子》（Temple Grandin）回顾了她一生的经历，展现了她在感官上遇到的诸多挑战，并例举了"拥抱机"的深层触压给她带来的帮助。

葛兰汀的经历与艾尔斯和奥尼茨关于感觉过程和行为关系的假设是一致的。她记载的"挤压机"或"拥抱机"带来的好处，证明了深层触压带来的积极反应，这也是作业治疗师经常提出的一种镇静和组织手段。另一位患有孤独症的女性唐娜·威廉姆斯（Donna Williams）也提出了这一策略。她在自己的两本书《Nobody Nowhere》和《Somebody Somewhere》（1992和1994年出版）中讲述了自己在感官处理方面遇到的困难。威廉姆斯在《孤独症：由内而外的策略》（Autism：An

Inside-Out Approach，1996）一书中提出了许多帮助PDD患者的策略，并建议将深层触压作为一种平静身心的技巧。

ASD患者们以自传的方式不断向我们展示他们遭遇的挑战和具备的天赋。下面节选了一些最近出版的文章的内容。

"尖利刺耳的锡纸声会让我立刻感到神经紧张。口哨声、聚会时的吵闹声、长笛和小号，总之任何与之相关的声音，都会让我焦躁不安，让我的世界不再安宁。"

——《伪装的面具》（Pretending to be Normal），威利，1999

"你根本不懂得我的感觉，那感觉就像两腿被烈火烘烤，或者像有几百只蚂蚁在胳膊上游走……我坐立不安，想立刻找到东西来扑灭这火焰。"

——《卡莉的心声：走出孤独症》（Carly's Voice：Breaking Through Autism），Fleishman & Fleishman Press，2012

"当我跳起来的时候，我也能很好地感觉到我身体的各个部分——双腿跳跃，还有拍手——都让我感觉很好，很好。"

——《我为什么想跳》（The Reason I Jump），东田直树，2013

患者的自传体报告正不断地分享着他们的内在感受，同时也为我们提供了第一手资料，让我们了解感觉差异是如何影响人的行为和生活质量。我们目前的经验性证据已证明，孤独症患者感觉困难的发生率较高（Kientz和Dunn，1997，Watling，Baranek等，2007），而且DSM-V也将异常感觉处理列为ASD的共同特征（APA，2013）。

什么是作业治疗?

本章讲述了作业治疗师在儿童孤独症治疗团队中的重要性。

作业治疗是一门关注人们如何在各自的角色中发挥作用，以及如何开展活动的医

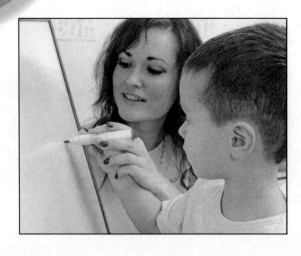

学专业。

该专业致力于促进、恢复和维持各种正常和残疾人士的生产力。

"作业治疗师"一词经常令人产生误解。让人觉得该行业的重点是进行职业咨询和职业培训。《韦氏大词典》中的"occupation"（作业）一词是指"一个人从事的活动"。作业治疗师的工作涉及到促进个体技能的发展，以及日常生活的独立性。对于成年人来说，它的范围可能包含自我照顾、做家务、休闲娱乐和工作等领域。而儿童的所谓"作业"可能包括与小伙伴在公园里玩耍、舔冰棒、洗手、上厕所、用剪刀剪东西、在学校写字、跑步、跳跃、上课时安坐、上游泳课等等。

作业治疗师一般都是大学毕业并获得学士学位或硕士学位。他们在校接受行为和神经系统科学的教育，学习如何通过特定的活动来发展技能和促进独立性。作业治疗师（OT）可以运用评估和治疗直接为客户提供服务，也可以通过咨询、调解员培训、教育、项目开发、案例管理和宣传为个人和组织提供间接服务。OT可在个人家庭、幼儿中心、学校、医院、社区和私营机构和诊所、工业或住宅设施中提供这些服务。

作业治疗师能分析出个体进行活动必须具有的所有内在和外在因素。我们以学习画画的一年级学生为例。学生们要学会画画技能必须有灵巧的手部技能、良好的坐姿和平衡力、足够的关节稳定性和肌肉力量、良好的身体意识和运动企划能力、成熟的视觉感知和视觉运动功能、良好的参与能力和协调的感觉统合。

如果感觉统合存在失调，学生就很难完成画画的任务，因为胳膊接触到纸张会让他感到不舒服，教室里的其他事情会分散他的注意力。如果他的运动企划能力不好，就可能无法运用铅笔恰当地写出字母的形状。倘若他坐姿平衡不协调，我们还要考虑调整桌椅的高度，提供最大的稳定性。

作业治疗师关注以下方面：

能力：

- 平衡和姿势反应

- 肌肉张力和力量

- 本体意识

- 精细运动能力（捏和握、动手能力、使用铅笔和剪刀、书写）

- 大运动能力（跑、跳、攀爬）

- 运动企划（计划、发起和执行运动行为的能力）

- 视觉感知（形状识别、视觉记忆）

- 视觉运动统合（复制形状、仿搭积木）

- 感觉统合（对感官刺激的反应，对感官输入的辨别）

- 行为（唤醒水平、解决问题的能力）

技能：

- 自我照顾的技能（吃饭、穿衣、上厕所、洗澡）

- 社会生活技能（乘坐公共交通、对金钱的认识、购物）

- 学前技能

- 游戏技巧（使用玩具，游戏类型）

- 社交技能

- 职前和职业技能

环境因素：

- 物理环境

- 家庭情况

● 社区支持

作业治疗师在下列范畴内提供谘询服务：

● 早期干预计划

● 家庭、学校和职业环境

● 环境和设备适应

● 身体辅助及辅助器材

● 行为策略

作业治疗和孤独症儿童

20世纪40-70年代的早期，作业治疗的文献很少提到这种治疗与ASD患者的关系。这些文献都侧重于发展自我照顾和游戏技能，并描述了运用做手工、音乐疗法和行为矫正开展的治疗实践（Bloomer和Rose，1989）。

简·艾尔斯博士在1972年和1979年出版的两本关于感觉统合理论的书籍，对作业治疗的实践产生了重大影响（Fisher等，1991）。她为我们提出了一个新的框架，利用它可以理解影响个体参与活动能力的因素。感觉统合理论也激发了新评估程序和治疗策略的发展。

作业治疗师开始探究患者如何对各种类型的感觉作出反应，以及他们是否能够有效地组织和运用感觉信息。感觉统合理论成为了作业治疗师与ASD患者打交道的有用框架，因为这些患者中有很多人对感觉刺激有不同寻常的反应。

人们对利用感觉统合作为框架的作业疗法仍在进行不懈的研究与实践。在20世纪70至90年代期间，越来越多的作业治疗文献中开始探讨感觉统合失调如何导致孤独症患者表现出各种行为（Ayres & Heskett，1972；Ayres & Tickle，1980；Ayres & Mailloux，1983；Becker，1980；Chu 1991；Clarke，1983；Dunn & Fisher，

1983；Inamura 等，1990；Williamson & Anzalone，1996）。一些专门的书籍和文章也提出了适用于ASD患者的干预策略，以及识别感觉统合失调的办法（Kientz & Dunn，1996；King 1991；Oetter，Richter & Frick 1995；Reisman，1993；Reisman & Gross 1992；Reisman &Hanschu，1992；Royeen，1986；Slavik 等，1984；Wilbarger，1984；Wilbarger & Wilbarger 1991；Wilbarger，1995；Zisserman，1992）。

20世纪90年代，人们愈发认可作业治疗对ASD患者的作用。许多作业治疗的文章和书籍都在探讨感觉统合理论，及其对ASD患者的影响。作业治疗师很快成为了各类ASD研讨会、会议和学会大会上的常客。人们还建立了很多网站，家长和专业人士也开始在网上分享与作业治疗有关的信息。我们在过去的几年中，除了1998年出版了书籍之外，还出版了几本旨在深入探究感觉处理与ASD并提供实用帮助的书籍（Anderson，1998；Murray-Slutsky & Paris，2000；Smith Myles等，2000；Bogdanisha，2003；Miller和Kuhanek，2004；Delaney，2009）。

Miller-Kuhanek和Watling（2010）对ASD患儿作业治疗师的研究表明，感觉统合理论可作为治疗干预的主要框架。此外，研究还注意到主要的干预重点是感官处理、注意力、行为和游戏。利用感觉统合参考框架的干预措施也越来越受家长欢迎。研究报告指出，此类干预是ASD患者家长点名要求的三大服务之一（Goin-Kochel，Mackintosh & Myers，2007，Green等，2006）。作业治疗师不仅为儿童提供治疗，还通过围绕异常感觉处理对家庭中互动模式和日常的影响教育，在家庭支持方面发挥重要作用（Bagby，Dickie & Baranek，2012）。

人们愈发看到作业治疗师在孤独症干预治疗这一领域中的重要性，并正逐步在孤独症的研究和实践中发挥领导作用（Schaaf，Imperatore Blanche，2012）。在目前公认的ASD患儿服务的模式中，作业治疗师已经是不可或缺的团队成员。这些模式包括（但不限于）：丹佛幼儿孤独症强化治疗模式（Rogers & Dawson，

2010）、SCERTS模式（Prizant & Wetherby，2006）、Ziggaurat模式（Aspy & Grossman，2007）、DIR®地板时光法（Greenspan & Weider，1998，2006）。通过这些服务提供模式的反馈认识到，作业治疗师在这一领域正在发挥着重要作用。因为他们了解非典型感觉处理与ASD患者所面临困境之间的联系。这些干预模型强调了作业治疗师在开展感觉处理、训练或运动企划，以及自我调节方面的关键作用。

近来的一些研究验证了以感觉统合为框架的作业疗法对ASD患儿的疗效，得出的研究结果非常乐观（Pfeiffer等，2011；Schaaf & Blanche，2011；Schaaf等，2013）。不过，我们还要继续开展研究，以探索不同干预和适应措施的效果。

DSM-V已经发现，ASD中普遍存在着异常的感觉处理问题，这使得今后作业治疗在提供教育、适应和治疗来应对感觉问题方面的作用将大幅提升。

随着这一趋势的出现，作业治疗师、教育工作者和其他专业人员将在该领域积极合作，并不断提高自身专业知识也就显得至关重要。

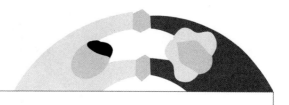

第二章

什么是感觉统合？

本章将告诉你什么是感觉统合。

闭上眼睛，想象你住在湖边的一间小木屋中。这时你正站在码头边，准备登上一只小木船。你把脚踏进小船，小船开始摇晃起来。但身体自动调整保持住平衡，你慢慢坐下来，挪到座位的中间。这个过程就是"感觉统合"。

具体来讲，身体和环境通过我们的感觉系统向大脑传递信息。而这些信息经过处理和组织后，让我们感到舒适和安全。同时，我们也能够对特定的情况和环境作出适当的反应。这就是称为"感觉统合"。

感觉统合是发生在每个人身体上的一个神经系统整合过程。我们都能从自己的身体和周围环境中获取感觉信息，而大脑负责把这些感觉信息组织或"统合"起来，让我们能加以利用。这种统合过程会让我们高效且舒适地自动对接收到的感觉信息作出反应。

图1说明了感觉统合的过程是如何促进个体发展的。

当你踏进小船时，身体会从各种感官渠道接收信息。触觉系统告诉你，脚已经踩到船底。本体感觉系统向你报告肌肉和关节的位置。而前庭系统会告诉你可能已经偏离了重心，你正站在一个不稳的平面上。视觉系统会判断小船比码头要低。

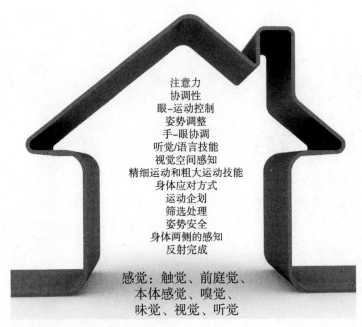

注意力
协调性
眼-运动控制
姿势调整
手-眼协调
听觉/语言技能
视觉空间感知
精细运动和粗大运动技能
身体应对方式
运动企划
筛选处理
姿势安全
身体两侧的感知
反射完成

感觉：触觉、前庭觉、
本体感觉、嗅觉、
味觉、视觉、听觉

图1　感觉统合作为学习的基础
(A. Jean Ayres PhD, OTR)

　　如果你的感觉统合很完善，有效地接收组织了感觉信息，身体就会进行自动调整，让你顺利地登上小船。即使小船摇晃也不会太害怕，因为你确信自己能保持平衡。你完美地调整了身体，重新平衡了重心，而这一切都在悄然无息中完成。你俯下身坐下来是因为可以判断船到码头的距离和座位的大小。不但如此，你还知道自己应该坐在哪里，以及要挪动多远才能坐到座位上。

　　而对于感觉统合还不完善的孩子，登上小船就相当危险了。有一些孩子可能非常害怕上船，因为他们感到不舒服，或对运动的感觉超级敏感。他们害怕一切晃动着的东西，没有信心能保持住平衡。而有的孩子却是"初生牛犊不怕虎"，不知道在晃动的物体上失去平衡的后果是什么。这类孩子会很快地爬上小船，但小船会倾斜，因为他们的身体意识感很差，会把全部重量都放在小船的一侧。

　　近年来，"感觉统合"和"感觉处理"两个词时常会互换使用。Miller和Lane（2000）提出，把感觉统合理论与评估和干预实践区分开来很重要。他们建议，在涉及到指导理论原则时使用"感觉统合"一词，而把感觉统合过程的失调称为"感觉处理障碍"或SPD。

在本书中，我们用"感觉统合"一词来描述神经系统在接收并组织供我们使用的感觉信息后整合反应的过程。

感觉统合理论是如何发展的？

作业治疗师简·艾尔斯博士首先提出了感觉统合理论（1972，1979）。20世纪50年代末60年代初，她在一家儿童医院实习，对大脑的工作原理产生了浓厚的兴趣。回到大学后，艾尔斯获得了博士学位，并继续从事博士后的工作。她在学习期间根据神经科学已建立的知识与理论，提出了感觉统合理论（Fisher，Murray & Bundy，1991）。艾尔斯博士除出版了两本专著外，还开发出两组能帮助判别感觉统合共调的测验（Ayres，1979，1985）。

该理论描述了正常的感觉统合能力，定义了感觉统合失调，并提出了使用感觉统合技术的干预程序（Fisher等，1991）。这一理论不断得到发展（Bundy，Lane & Fisher，2002），为治疗各类特殊需要的儿童和成人提供了一个基本框架（Smith Roley，Imperatore Blanche & Schaaf，2001）。作业治疗师们表示，感觉统合理论是他们帮助孤独症儿童的主要参考框架（Case-Smith & Miller，1999，Watling等，1999，Miller-Kuhanek & Watling，2010）。 ASD患儿家长在各种研究中也表示，利用感觉统合方法获得干预是他们的优选事项之一（Green等，2006；Goin-Kochel，Mackintosh & Myers 2007）。感觉统合理论不仅是作业治疗专业的重要参考框架，而且在早期也为其他学科提供了有价值的视角（Windeck & Laurel，1989；Mora & Kasman，1997）。

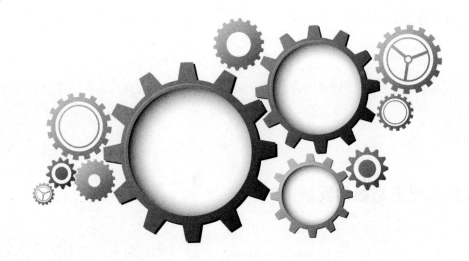

感觉统合是如何发生的？

Williamson和Anzalone（1996）确定了五个相互关联的组成部分，它们有助于理解感觉统合是如何发生的。这五个组成部分是：

1. 感觉注册　　　4. 组织反应

2. 定向　　　　　5. 执行反应

3. 诠释

1. 感觉注册

感觉注册发生在我们第一次意识到感官事件的时候。比如说，"有什么东西在碰我"或"我听到了一种声音"。某些类型的感觉输入在达到阈值或一定强度之前，我们可能不会感觉到它的存在。而感觉阈值会在一天中不断变化，这取决于我们之前的感觉和情感体验、警觉或紧张的程度，以及我们的预期。

一只蚊子在窗边嗡嗡叫可能不会引起你的注意，但它在你头上耀武扬威地盘旋时，你就会听到这种声音了。因为你以前肯定也听到过这种讨厌的声音，知道蚊子落在身上后会咬上一口并痒上几天。

感觉阈值在我们处于高度兴奋或焦虑时会降低，让我们觉察到平时"视而不见，充耳不闻"的东西。夜里一声巨响把你从美梦中惊醒后，你就会变得兴奋而又警觉。这时，白天从未注意过的吱呀作响的楼梯、电气的嗡嗡声都会进入耳畔。

对孤独症谱系障碍（ASD）患者的影响：

正如本书前面所述，许多患有ASD的儿童和成人对感觉刺激反应过度。有些人甚至说能听到几英里外另一个房间里有人在窃窃私语，或听到火车驶过的声音。而有些人则称衣服摸起来就像砂纸一样的粗糙。

Kientz和Dunn（1997）利用《感觉特征问卷》比较了孤独症儿童和非孤独症儿童的表现。他们发现孤独症患者与健康受试者有85%的项目结果存在差异。而对触觉和听觉刺激的过度反应是差异最明显的项目。而且，这些项目也最常被孤独症成年人提到（Grandin，1986，1995；McKean，1994；Williams，1992；Willey，1999；Fleishman & Fleishman，2012）。

孤独症谱系障碍（ASD）的儿童和成人也可能存在感觉注册不充分的情况。他们可能听不到有人在叫他们，脸上粘上了饭粒也不知道，无法感受到四肢的空间位置，或者只有在感觉刺激十分强烈时才有反应。

Greenspan和Weider（1998）回顾了200名诊断为孤独症谱系障碍儿童的感觉处理模式。他们发现94%的孩子表现出不寻常的感觉处理模式（有39%反应迟钝，19%反应过度，36%两者兼而有之）。

值得我们注意的是，每个人对感觉输入的反应可能非常不一致，每天的情况都不一样。另外，一些对感觉输入没有反应的孩子实际上对感觉刺激非常敏感。他们之所以看似无反应是因为神经系统"关闭"了，以保护他们免受感觉刺激的干扰。

反应过度的例子：

● 对某些声音感到痛苦

● 对光线敏感

● 某种质地的东西会引起不适

● 讨厌某种气味和味道

● 对高度和运动产生不合理的恐惧感

● 频繁出现的惊吓反应

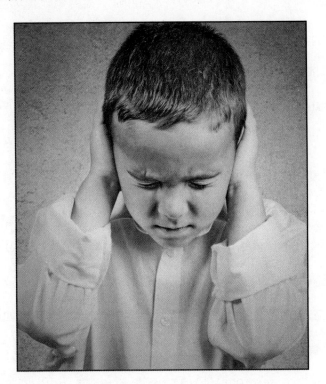

反应迟钝的例子：

● 对突然出现或巨大的声响无反应

● 对疼痛的肿块、瘀伤、割伤等毫无觉察

● 不知道脸上粘上了食物

● 对环境、人或事物缺乏关注

● 强烈的旋转也不会感到头晕

● 反应迟钝

关于更完整的筛查一览表，请参阅第四章。

2. 定向

感觉定向让我们能关注到新接收的信息；譬如说，"什么东西在碰我的胳膊呀？"或"什么东西在我头上嗡嗡响？"。我们可以决定哪些感觉信息需要关注，哪些可以置之不理。该过程通过感觉调节和抑制与促进功能来实现。

人体的大脑经过了"编程"，它能调节或权衡传入的感觉信息，从而做到高效地运作。因为我们不可能对环境中的感觉刺激面面俱到，毫无遗漏。如果所有的感觉输入都同等重要的话，我们就不能根据具体情况选择"有意义"的刺激。

譬如我们在接电话时，大脑会认为听筒里的声音最重要，需要注意聆听。而这时的电视声、衣服和首饰的触感、双手放在什么位置都变得无关紧要了。

感觉调节对调整大脑的活动水平，进而调整我们的活动水平至关重要。艾尔斯（1979）将调节过程与"音量控制"进行了比较。如果我们接收的信息声音太响、太强烈或微不足道，大脑就会抑制或"关闭"信息流。这种神经抑制的过程让我们不会关注那些毫无意义的事情。抑制过程让我们将注意力集中在电话上，不去管电视里在播放什么。

当我们要提高"音量"时，则要依赖促进功能。有时我们需要对有意义的感觉做出回应，这时神经的促进过程就启动了。当我们坐在课堂上觉醒水平很低时，可能根本听不进老师在说什么。这时的促进过程就能帮我们注意老师的声音和他的位置。

感觉调节是无意识的，在抑制和促进存在平衡时就会发生。

对 ASD 患者的影响：

许多ASD患儿感觉调节能力很差。感觉注册和定向异常会影响到感觉抑制和促进的过程。有的孩子可能对口头命令无动于衷，或难以与他人互动，因为他们关注的是拂过脸庞的风，或者空气中的粉尘这些无关紧要的感觉。而有的孩子会因某种感觉而不知所措或感到不适，表现出恐惧和焦虑。

露西·布莱克曼（Lucy Blackman，1999）在她的自传《露西的故事：孤独症和其他冒险》中，用下面一段话讲述了她曾在感觉调节方面遇到的困难："直到今天，当背景噪音太大时，都会干扰我对周围环境的判断，甚至有时会分辨不出有人在里面。"（Blackman，1999）。

3. 诠释

我们的大脑可以解释感觉信息并描述它的特性。比如说，"一块丝绸轻轻地碰了碰我的胳膊。""我听到一个女人大声对我喊道：该吃晚饭了！"。这种诠释的能力，让我们迅速作出判断，对什么作出反应，它们是不是会构成危险。我们会把新旧两种感觉体验加以对比。我们的语言、记忆和情感都会参与到诠释的过程中："我闻到了一种气味。闻起来好像是在烤面包哦。我喜欢这个味道。它让我心情愉快。让我想起了小时候。我能找到这股味儿从哪来。"

神经系统也能通过"编程"对感觉输入做出反应，让你免受伤害。想象你正在家中一个人静静地看书。你的老公出差要到明天才能回来。突然，有人轻轻地拍了拍你的肩膀，你吓了一跳，感到心跳加快、呼吸急促、额头直冒冷汗，一下子从椅子上跳起来。身体做好了逃跑或给那个人一拳的准备。当看到老公微笑着站在身后时，立刻放松下来，呼吸和心跳也恢复了正常（或许也想给他一拳）。

这就是神经系统的"害怕、回击或逃跑"反应，它有助于保护我们身体免受潜在的伤害。这种反应能立即让心率和呼吸加速，将血液从消化系统"转移"到肌肉中。这种反应有时是恰如其分的，试想一下，如果拍你肩膀的是小偷而不是你老公，是不是希望身体立即产生这种反应呢？心跳和呼吸加快，更多的血液流向肌肉，这些应激反应都能使你更快地逃离小偷。

对 ASD 患者的影响：

ASD患者异常的语言、记忆和情感发展，可能会干扰他们对感觉信息的理解能力，从而无法充分地命名或记住感觉体验。熟悉愉快的感觉体验可能与积极的情绪无关。ASD患者也可能在感觉注册和定位阶段已经存在问题，接下来影响了诠释的过程。如果感觉输入被扭曲、不一致、过强或太弱，他们就很难诠释感觉信息。

在感觉无法被正确诠释的情况下，就会被认为是一种新感觉或不熟悉的感觉，整个世界也随之变得陌生而充满困惑。孤独症儿童和成人往往会在过渡阶段遇到困难，因此不愿意去面对，宁可沉迷于有秩序且固定的常规活动。因为他们希望能在这个充斥着各种难以理解的感觉的世界中，找到一种可预测的感觉。如前面所述，ASD患者对感觉输入的过度反应更多见一些。

"感觉防御"一词描述了一种倾向，即对一般无害的感觉反应过度或产生警惕（Wilbarger & Wilbarger，1991）。儿童可能对所有类型的感觉输入或某种特别的感觉产生防御心理。防御性反应的差别可能很大，而且也不一致。Wilbarger和Wilbarger（1991）认为，有15%的普通人可能也存在着轻中度或重度的感觉防御。尽管我们不知道ASD患者中存在感觉防御的确切比例，但该数字肯定显著高于一般人群，它对行为的影响是显而易见的。

感觉防御行为的例子：

- 触摸或触觉防御——对别人的触摸很反感；不喜欢打闹类的游戏；很容易因为一些衣物的质地和上面的标签发脾气。

- 重力不安全感——害怕或不喜欢运动和身体位置的变化；头部位置改变会感到不舒服；害怕双脚离地。

- 听觉防御——对嘈杂、意外或某种声音过于敏感；害怕吸尘器或吹风机一类的电器。

- 视觉防御——对强光或各类光线过度敏感；不敢直视阳光，或只能斜视；不喜欢与人眼神接触；不喜欢电视和电脑发出的光线。

- 口腔防御——对触觉、嗅觉和味觉过度敏感的综合表现；包括不喜欢某些食物的口感或形状；刷牙和洗脸存在问题。

- 其他——可能对气味和口味过于敏感；能感觉到某些物体或人的气味；一些孩子可能会因某种气味呕吐；能根据口味识别出食品的品牌。

感觉防御的患儿在遭受他们讨厌的感觉"狂轰滥炸"时，会表现出高度焦虑的行为，从而促进他们产生"害怕、回击或逃跑"的反应。由于他们经常处于高度觉醒状态，因此变得十分警觉，感觉阈值会变得更低，对感觉输入更为敏感。不仅如此，他们还会觉得自己受到了感觉输入的威胁或攻击，需要奋起保护自己。患有阿斯伯格综合征的约翰·埃尔德·罗宾逊（John Elder Robinson）在他的《与众不同》（Be Different）一书中《带牙齿的内衣》一章表达了这种想法。罗宾逊在这一章中描述了他对触摸输入的过度反应，尤其是与内衣有关的感觉输入。下面这段话揭示了一些人受到的感官输入的攻击："我仍然要默默忍受着衣服接缝和标签的不断侵扰"（罗宾逊，2011年）。

具有感觉防御的患儿可能会逃避这种感觉，以防出现负面反应，但也可能会寻求某些感觉作为一种应对策略。某些类型的感觉输入（如，深层触压）有助于降低此类感觉输入导致的过度反应。碰撞物体、跳跃、挤在枕头和家具之间，或许是一种孩子们发现的能让自己冷静下来的好方法。一些孩子可能会利用感觉寻求行为（sensory-seeking behavior）来排解不舒服的感觉。比如说，有些孩子会用哼唱或胡言乱语的方法来屏蔽自己不喜欢的噪音，但这又造成了更多的噪音。布莱克曼（1999）在书中讲述了她是怎么应对烦人噪音的："……我不停地摇晃身体、小声唱歌、绕着圈跑，不让噪音干扰到我"（布莱克曼，1999）。

4. 组织反应

大脑判断是否有必要对感官信息做出反应，然后做出行动。而这些信息可以来于身体、情感或认知。还记得蚊子落在身上那个例子吗? 你可以用不同的方式来回应这个感觉事件：

身体反应——我会拍死蚊子。

情绪反应——我感到很担心，我可不愿意让蚊子咬我。

认知反应——我选择不去管这只蚊子。

对 ASD 患者的影响：

在注册、定向和/或诠释方面有困难，会影响到对感觉输入做出反应的能力。如果搞不清感觉输入的性质和意义，就无法做出对感觉输入的适当反应。对某些患者来说，如果认为输入是有害的，那么反应就会被夸大，接下来就会启动"害怕、回击或逃跑"反应。对其他正常人来说，可能因为感觉输入根本就没有注册，而不会产生任何反应。

ASD患者异常的认知和情感发展，进一步干扰了他们反应的能力。这些患者的情绪反应可能被夸大或缩小，在保持注意力、做出决定、进行抉择和开展行动计划方面遇到问题。

5. 执行反应

对感觉信息做出动作、认知或情感反应是感觉统合过程的最后一步。不过，假如反应中包括动作（比如打蚊子），那么当大脑接收到身体运动和接触的信息后，这个动作就会产生一种新的感觉体验——过程又会重新开始。

做出适当反应的能力取决于上面讲述的各个环节，以及足够的运动企划能力。运动企划是执行有目的活动的一种能力，本章的后面会详细讲述。

对 ASD 患者的影响：

人们愈发认为运动企划能力受损是ASD的特征之一。Greenspan和Wieder（1998）在回顾了200例确诊为孤独症谱系障碍儿童的报告中称，所有（100%）患儿都出现过某种运动企划问题。运动企划能力受损严重干扰了企划和执行动作反应的能力。

Hill和Leary（1993）以及Leary和Donnellan（2012）对ASD患者表现出的许多行为提供了有价值的见解。他们认为某些行为和特定类型的运动或动作障碍之间有很强的联系性。他们在其他神经系统疾病中也发现了类似的运动障碍，包括帕金森症、抽动—秽语综合征和紧张性精神分裂症。他们认为运动障碍与运动企划受损有关，表现为动作的发起、执行、停止、组合和转换存在困难。因此，不能服从于运动指令的孩子，或者沉溺于持续性或自我刺激行为的儿童，都很难发起、转换或停止动作。

感觉统合失调可能会导致或促成此类运动企划障碍，因为有效地执行、调整和改变运动或动作，这些都离不开充分地处理来自身体和环境的各种信息。

感觉体验的其他差异

我们在本书的第一版和这三版中，都讨论了ASD患儿在感觉处理和感觉统合方面的差异，并特别关注了感觉调节困难。但我们要承认，该群体还存在着很多与感觉有关的其他差异。Bogdanisha（2003）描述了这些感觉和知觉的差异，包括：

- 单感觉处理——难以一次处理来自多个感觉系统的感觉信息。

- 通感——一个感觉系统的刺激可以触发另一个系统对刺激的感知（如，能感受到声音中蕴含的色彩）。

- 延迟处理。

- 感知扭曲——（如，对大小、形状感知的扭曲）。

- 感知碎片化——每次只能处理感知环境的一个小单元。

Mukhopadhyay（2008）不仅展示了感觉差异的复杂性，还以独特的视角阐述了这些差异。他在《我尖叫的颜色》一章中提到了"通感"（synaesthesia）。此外，他还描述了延迟处理和感知碎片化。Mukhopadhyay的作品充满了象征性的散文和诗歌，反映了他独特的感觉体验和感知。

There was Mother's voice,	那是妈妈的声音，
Trickling down with drops of a tune.	随着曲调扑簌而下。
There was the floating depth	那是浮动着的深邃，
Of some thought-filled dark.	充满了思想的黑暗。
Lit with voices of dreams.	梦的声音照亮了这一切。
As I saw them all	我看到了它们，
With the color of my scream.	还有我尖叫的颜色。

　　　　——Mukhopadhyay，2008　　　　　　　　——穆哈帕德海，2008

感觉天赋与感觉挑战

　　"孤独症是感官知觉的另一种发展方向，它也给认知机制带来了不同寻常的发展……并非所有的感知差异都属于功能障碍，感觉差异也不见得就是疾病"（Bogdanisha，2006）。

　　我们会在本书的第三版中提出，孤独症儿童和成人所经历的许多感觉差异不一定就会造成问题或隔绝，有时反而确实能提高他们的生活质量。很多患有ASD的音乐家、艺术家和摄影师在声音和图像注册方面超乎常人，并借此取得了成功。独特的感觉差异会提升他们对职业或娱乐方面的兴趣。坦普尔·葛兰汀强化的视觉注册能力，以及强大的视觉记忆力，让她在动物屠宰厂设计方面颇有建树："我所解决的每一个设计问题，都来自于我能把看到的东西想象成一幅图的能力"（葛兰汀，1996）。

　　而作为父母、教育工作者和治疗师的我们，经常关注的是这种差异带来的麻烦。尽管我们撰写此书是为了提供解决感觉问题的一些方法，但同时我们也想鼓励读者们意识到，某些感觉差异不仅可以接纳并鼓励，甚至可以为之庆幸。

感觉统合的结果是什么？

感觉统合有助于自我调节、适应环境、运动企划、运动技能、注意力和学习准备能力的发展。接下来，我们将进一步研究两个可能不熟悉的领域——自我调节和运动企划。

自我调节

自从我们的第一本书出版以来，教育与发展文献中关于自我调节的文章暴增。Shanker（2013）提出了一个自我调节的模型，用于鉴别生物、情感、认知、社会和道德领域。作业治疗师在提到自我调节时，主要关注的是自我调节觉醒水平的生物或生理能力。为了便于讨论，我们将自我调节定义为神经系统获得、维持和改变觉醒或警觉水平的能力（Williams & Shellenberger，1994）。这些自我调节级别根据具体情况和活动的需要而变化。

觉醒是指我们的警觉程度。维持适当觉醒状态的能力来自于我们平衡（调节或调制）来自环境的感觉输入的能力。正常的觉醒状态对执行功能的发展至关重要，包括以下能力：

- 计划和组织

- 抑制和冲动控制

- 注意行为（转换和关注）

- 工作记忆

- 任务启动

- 自我监控

- 情绪控制

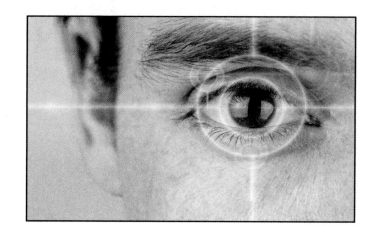

人们一天之内的觉醒状态都不一样。我们会使用不同的方法来调节自身的觉醒水平。大多数人在醒来并开始清晨生活的时候觉醒状态相当低。有些人冲澡后觉醒状态会提高；有的人则要凭借第一杯咖啡中的咖啡因来让自己清醒；有些人晨跑后会觉得活力倍增。

现在想象一下，你在上班的路上，忽忽悠悠的地铁摇晃得你昏昏欲睡，觉醒程度也随之下降；可走出地铁站后，汽车喇叭和刹车声再次让你警醒起来。伏案工作几小时后，你会觉得精神涣散，精力难以集中，本能地伸伸懒腰，或者快步走到饮水机旁，这样会让自己清醒一些，重新集中精神恢复工作能力。

时针已经指向了下午两点半，你正在开会。发言的人语调低沉，毫无生气，唠唠叨叨已经一个小时了。你开始昏昏欲睡，可老板就坐在旁边，你又不敢睡着。你开始用惯用的方法来保持清醒——在椅子上轻轻挪挪身子，吃一块薄荷糖，或者摆弄摆弄头发。

增强自我调节的策略要考虑到不同感觉对神经系统的影响。应该记住，有些感觉可以刺激神经系统，而有些感觉会让神经系统放松。

感觉统合失调的儿童往往难以达到和维持正常的觉醒水平。正常的觉醒水平依赖于足够的感觉调节。当一个人对感觉信息缺乏适当反应时，就很难制定出改变觉醒水平的策略。对感觉输入的反应性可以直接影响到觉醒水平。反应性高可以提高觉醒水平，而反应性低则会使觉醒水平不足。

乔伊是一名患有阿斯伯格综合征的5岁男孩。他幼儿园的小朋友们刚从操场上回到教室，现在是大家上课的时间了。室外的剧烈活动让乔伊十分兴奋，可现在他必须坐下来听故事。其他的孩子一开始也有些坐不住，但很快就安静下来，听老师讲故事。有的孩子坐在老师的膝盖上，吃着大拇指或捻着自己的头发，让自己慢慢平缓。可乔伊没法静下心来，仍然情绪高涨。教室里的玩具让他心不在焉。他可以听到助教在教室后面准备小零食的声音。他想，闻着好香啊，真想去看看是什么点心。乔伊也想听故事，但常常从圈子中站起来，他不时碰撞到旁边的小朋友，他不断调整坐姿，经常大声说话。

乔伊的感觉调节能力很差，不能平衡传入的感觉信息，无法判断哪些感觉信息更重要，应该去关注。乔伊也无法决定用哪种方法能提升自己坐下来听故事的能力。为了帮助乔伊进行自我调节，可以在他的日常生活中加入一些包括深层触压的策略。比如说，乔伊在操场上参加了拔河比赛，这对强健身体非常有好处。回到教室后，上课时可以在他的膝盖上放一个重重的垫子，这样他就能安下心来。Williams和Shellenberger在《你的引擎是如何运行的?自我调节警报程序的领导者指南》（1994）一书中，描述他们开发的用于教授自我调节策略的有用教程。该教程教给儿童和成人如何识别自己不同水平的觉醒或警觉，以及这些觉醒水平如何影响学习、行为和注意力。Williams和Shellenberger提供了一系列的策略。这些策略可以很容易地教给孩子们，帮助他们提高或降低觉醒水平。关于这一主题的信息还有很多。另外一本将感觉策略与认知行为疗法相结合的书是《调节的区域：自我调节和情绪控制能力培养教程》（Kuypers，2011）。

对 ASD 患者的影响

许多患有ASD的儿童和成人在自我调节方面遇到了困难（Siegel，1996）。ASD患者表现出的诸多行为，都可以归咎于自我调节的问题。这些行为包括：对感觉刺激的漠视或夸大反应、关注任务的能力不一致、注意力分散、冲动控制差、挫折容忍度有限、情绪反应波动等。很多ASD的儿童和成人生活在觉醒水平增强的高度焦虑之中。感觉阈值随着觉醒程度的提高而降低，因此有大量的感觉输入被注册。我们应该试着判断观察到的行为是与感觉防御有关，还是与原本就存在的焦虑有关，这一点很重要。但类似的"平静策略"（calming strategies）可能有利于减少焦虑和限制感觉防御反应。

自我调节能力差的儿童很难保持冷静、警觉的状态，而这又是最佳学习状态、参与日常活动必不可少的。ASD儿童的时间往往会被课堂学习、语言治疗师、作业治疗师和ABA治疗师的预约挤得满满的。而在所有这些情况下，都应该尽量去关注自我调节，这一点尤为关键。很多新的相关文献都提供了鼓励自我调节的策略（Moyes，2010，Shankar，2012，Hyche & Maetrz，2014，Garlard，2014）。

ASD患儿（无论是有语言或无语言）都可以学习各种有助于自我调节的策略。本书第二章将会介绍这些策略。

运动企划

运动企划或实践是决定你的身体"必须做什么，然后去做"的一个过程。Praxis一词源自于希腊语，意为"行动"。"运动企划"和"实践"都指的是同一个过程，它包括了构思、计划、排序和执行动作。运动企划可协助组织和执行对感觉输入产生反应的感觉统合过程。运动企划既依赖于身体和环境的感官反馈，也依赖于语言、记忆、认知或思维技能。这是一个涉及到大脑许多区域和功能的极其复杂的过程。

参与运动企划的步骤包括：

● 产生一个想法或观念

● 利用感觉反馈来确定身体的起始位置

● 触发行动

● 排列行动中所需的步骤

● 相应地调整动作

● 停止动作

罗比看见巴尼娃娃正放在柜子上。他想拿娃娃一起玩小拖车的游戏，所以，罗比要踮起脚尖，伸出双臂够到娃娃。然后，他还要带着娃娃走一小段路，把她放在小托车上。这个小拖车对一个三岁的男孩来说有点沉，罗比必须使出全身的力气，拉着小拖车在房间里跑来跑去。小拖车跑得很快，但罗比也很小心，靠近墙角的时候他会减速，这样不会把墙壁刮花。玩了不一会儿，他就觉得累了，而且觉得这种游戏好无聊。罗比歇了一会儿，不再玩拉小拖车的游戏了，而是把兴趣转向了米老鼠。

罗比的行动看似简单，但让他参与这类活动的过程却非常复杂。首先，他得想出把巴尼娃娃放进小拖车的主意。他知道娃娃和小拖车都是玩具，而且喜欢玩巴尼娃娃。罗比很清楚自己能把娃娃从柜子上够下来，而且也知道小拖车是干什么用的。这一过程被称为"构思"，涉及到语言、认知、记忆和情感的成分。

运动企划也依赖于感觉统合的过程。感觉统合为我们提供了身体和周围环境的信息。这些信息对帮助我们计划、执行、监控和调整行动非常关键。

模仿是运动企划的早期形式。婴儿模仿大人手势和面部表情的能力是儿童发育的一个重要里程碑。它对运动发育以及婴儿和父母之间的交流和联系也很重要（Trott等，1993）。

婴儿和蹒跚学步的幼儿在探索他们未知的世界时，会受到各种感觉的狂轰滥炸。他们要学习自己的身体是如何与物体、人以及地球引力联系在一起的。随后利用这些感觉，形成一幅身体地图，或者身体的方案。运动经验也会形成一种记忆蕴藏在身体之中，类似的运动形式再次出现时，就会依赖它做出反应。而我们正是通过这种方式形成了技能，可以在各类环境中执行相同的动作。另外，我们还可以借已有的动作计划来构建或扩展行动。

初学走路的孩子会爬上爬下楼梯数百次，以了解自己的身体与台阶之间的关系。他们学习抬起或放下腿的高度，熟悉爬楼梯时地板发出的响声，以及脚踩到台阶时的感觉。他们刚开始走得很慢，总是低头看脚，确保腿在适当地移动。很快他们就能爬上楼梯，不仅如此，还能举一反三，爬上幼儿园、奶奶家和操场上的台阶。

儿童还会发展建构能力，这是运动企划的另一种形式。包括用积木建造塔楼、串珠子和分布家具建造堡垒。成功完成这些任务离不开身体对物体的反馈，以及感知和识别不同物体特征的能力。运动企划中的前馈和反馈成分帮助我们确定移动时会发生什么和发生了什么。有了前馈，我们可以预测完成一个动作所需的步骤、力度和速度。该过程可以帮助我们做好提起比较重的手提箱或购物袋的准备。反馈是我们在执行动作时接收到的信息，它可以根据需要监控和调整我们的动作。

在学习一种新技能时，比如织毛衣、打网球、开车或滑雪，开始需要投入很大的精力和注意力来完成动作。很容易感到疲劳，无法忍受，也不能同时随心所欲地跟别人说话，因为所有的注意力都集中在任务上。但如果你运动企划能力很强，就会很快地"学成毕业"，再也不用总是有意识地考虑和计划自己的动作。这时你可以一边完成动作，一边和别人说一些很严肃的事情。不信的话，你可以用非惯用手写写字，这样就会明白完成一项不熟悉的任务，集中注意力有多难。

良好的运动企划非常节省时间和精力。我们可以不用深思熟虑，就能完成熟悉的任务。很多人都能一边想着晚上的安排，一边开车回家，而到家之后已经忘了怕堵车绕过了哪些路段。你看，我们能够一边思考，一边"自动驾驶"汽车。

运动障碍或运动企划障碍

"运动障碍"是指运动企划存在困难。运动企划是一个非常复杂的过程，而其中很多领域的过程还能进一步细分。

感觉统合理论能够解决的运动企划问题涉及对来自触觉、前庭神经或本体感觉系统的低效信息处理。有此类运动企划问题的儿童难以学习新的运动任务，但通过反复练习，他们的能力可以得到提高。但他们的能力往往局限于从事的特定任务，不能推广到类似的活动中（Fisher等，1991）。由于患儿的身体方案（body scheme）和对运动经验的记忆不足，所以完成运动任务时必须耗费过多的精力和注意力。

运动企划困难令人十分沮丧和困惑。孩子通常知道他想做什么、需要做什么，但就是不能形成完成任务所需的运动企划。

> 这是凯伦去儿童健身房（Kinder-Gym）的第一天。教练开始给孩子们做热身运动，但凯伦无法模仿老师的动作。然后，教练让孩子们在健身房里做跳跃动作，而凯伦很难跟上大家的节奏。尽管她也试着跳起来，但不能交替着抬起两腿。接下来，大家玩起了翻跟斗，这次凯伦做到了。因为这是她最喜欢的动作，在家经常这样玩。下课之前，孩子们坐成一圈，教练示范了一些音乐律动。凯伦做不出《小小蜘蛛》（Itsy Bitsy Spider）和《公交车的轮子转呀转》（Wheels on the Bus）这类的动作，而且玩《头与肩膀》（Head and Shoulders）时总是比别的孩子慢半拍。凯伦低着头很不高兴地回家了。

有运动企划问题儿童的运动表现往往非常不一致。一些复杂的动作（如翻筋斗）对他们来说可能易如反掌，而一些看似简单的动作（如拍头和肩膀）却又难于登天。他们的运动能力受到练习次数、疲劳程度和集中注意力能力的显著影响。他们的运动能力每天、甚至每时每刻都不一样。孩子不能完成要求的任务，常常被大人们误认为不听话。

　　家长和老师经常对运动企划有问题儿童的运动表现不一致感到苦恼。有些孩子能建起复杂的乐高玩具，却不能模仿简单的积木拼搭。另一些孩子能画出很复杂的图画，就是学不会怎么涂色。这些都是运动企划各个环节出现问题的例子。有时，孩子在自己玩耍的情况下，很容易搭起房屋或画出图画。运动企划其他方面也是如此。对我们中的许多人来说，当我们能自己引领和控制舞步时，跳舞会变得更容易。

　　但运动企划问题会影响到运动排序、计划和分级的能力。当存在感觉统合问题时，运动规划的前馈和反馈过程会受到严重影响。这时身体意识很差，无法提供用来预测运动、或执行运动后调整所需的信息。

　　运动企划问题会影响生活自理能力，因为孩子不能独立完成任务所需的动作，或者无法正确排列它们的次序，比如穿衣服。运动企划能力差还会累及到嘴唇、舌头和下巴的运动，无法形成语言，而嘴唇、舌头和下巴是形成和排列声音及单词必不可少的器官。运动企划问题甚至可能蔓延到孩子的学业中，表现为组织困难。

　　有运动企划问题的儿童可以表现出一系列的行为反应。很多孩子会因为经常受挫而避免运动；有的孩子会坚持不懈地活动，通过弥补的方式来完成任务。例如，一些孩子会在完成任务时自言自语，而其他孩子会利用视觉线索。有些孩子很冲动，想尽快完成任务。而有些则显得不太灵活，因为他们试着规划自己的动作，还想控制别人的动作。

　　有运动企划问题的孩子可能会感到很困惑。他们虽然身无残疾，动作自由，但感受却不一样。哪怕任务已经提前一天完成，他们也不敢确定自己成功了。

对 ASD 患者的影响

　　似乎有很大一部分ASD患儿存在某种形式的运动企划问题（Greenspan & Weider）。Kanner（1943）在他对孤独症的首次描述中报告了运动问题的存在。Hill和Leary（1993）、Attwood（1993）、Leary和Donnellan（2012）注意到，

ASD患者经历的一些运动问题与帕金森患者遇到的困难很像。这些问题包括：动作启动迟缓、停止或改变运动有问题、无法组合运动、以及执行运动的普遍困难。Mukhopadyhayy（2011）和Blackman（1999）在他们的自传中分享了许多运动企划能力受损如何影响日常生活的例子。

ASD患儿运动企划问题的原因可能多种多样，难以确定。影响因素可能包括认知、语言和记忆功能的损害。那些表现出运动企划障碍和对感觉刺激反应异常的儿童，其中一个原因可能就是感觉统合失调。他们可能没有为运动企划必需的运动经验培养出适当的身体意识和记忆。

运动企划的问题也可能是ASD儿童表现出一些不寻常行为的一个原因。学习新动作需要大量的精力和注意力，而孩子们可能会被困在旧的运动企划中。有些孩子很难停止一个动作去做另一个动作。这可能有助于解释在ASD患儿身上观察到的一些持续性行为。如果一个孩子只能做一点点运动企划，那么他的活动选择范围是狭窄的。

由于他们无法有效地操纵玩具，所以兴趣和使用玩具也会变得很复杂。一些孩子可能不能编排想象游戏中玩具的动作顺序。孩子们可能更喜欢不需要特定架构的大动作，比如追逐打闹，也可能喜欢需要特定运动或有序运动的游戏，比如球类和棍棒类游戏。

> 山姆参与了一个应用行为分析项目。他在颜色和形状配对方面取得了显著的进步，但在语言或动作模仿方面进展不大。萨姆喜欢玩具汽车，但它的玩法都是把汽车往地板上撞，而不是把汽车放在赛道上，更不会把小人放进车里。他有时也会按下电池汽车上的按钮，让车子跑起来，可大多数情况下不是这样。山姆很难单独伸出食指来触摸按钮，有时无法用足够的力量按下按钮让车子发动。

对ASD患儿的评估程序或治疗方法都必须考虑到他们可能存在的运动企划问题。

有经验的作业治疗师可以帮助确定运动企划障碍是否与感觉处理障碍有关。他们可以提供必要的治疗并给出策略，去适应或弥补受损的运动企划。

什么是感觉统合失调或感觉处理障碍（SPD）？

艾尔斯（1972）最初将感觉处理受损称为"感觉统合失调"。随着感觉统合理论的发展，以及这一理论概念为指导的OT实践的拓展，新的术语和分类系统也在不断发展。Miller和Lane（2000）提出，将感觉统合理论本身与功能障碍、以及评估与治疗程序区分开来十分重要。Miller和Lane（2000）等开始使用"感觉处理障碍（sensory processing disorder）"一词，而不是之前使用的"感觉统合失调（sensory integration dysfunction）"。

Miller（2006）和Dunn（1997）提出了分类系统来区分不同类型的感觉处理障碍。虽然在术语上还没有达成共识，但是这些分类系统越来越多地出现在专业治疗出版物上。

Dunn模型侧重于神经系统注册感觉事件的阈值，以及个体用来管理其对感觉输入反应的自我调节策略。这些策略被认为是主动或被动的。

Dunn 模型	
低响应／高阈值	高响应／低阈值
● 弱注册	● 感觉敏感
● 感觉寻求	● 感觉回避

高阈值的个体需要更强烈的感觉输入来注册事件的发生，因此表现为对别人能立即注册的感觉输入反应迟钝。"感觉寻求（sensory seeking）"的个体会以主动的方式应对这种状态，需要寻求额外的感觉输入。其他的被动响应者不需要额外的感觉输

入，其特点是"弱注册（low registration）"。

低阈值的个体会对最轻微的感觉事件产生反应，因此表现为对感觉输入的敏感。"感觉敏感"用来描述那些不积极尝试和避免输入的个体。而那些身体上避免某些类型的感觉输入，并建立起一定的常规，来确保避免特定感觉的个体使用了"感觉回避"的策略。

Miller分类法试图将感觉挑战分为不同的类别，并承认类别之间可能存在一些重叠。随着研究和临床实践不断揭示和我们对感觉统合理解的完善，这种分类法也会逐渐演变。

感觉调节障碍

● 反应过度/迟钝

● 感觉寻求

感觉辨别障碍

基于感觉的运动障碍

● 姿势障碍

● 运动障碍

感觉处理障碍的分类系统也不是在作业治疗文献中提出的。感觉处理障碍（SPD）在修订版的《婴幼儿心理健康与发育障碍诊断分类》（Zero-Three，2005）和《婴幼儿早期诊断手册》（ICDL，2005）中均得到认可。遗憾的是，尽管人们为《精神卫生障碍诊断与统计手册第5版》（APA，2013）采纳SPD做出了大量的努力和协调工作，最终未能成功。领导这项工作的专家小组由Lucy Miller和SPD基金会牵头。我们期盼通过他们和其他人的不断努力，SPD最终能够被纳入DSM-VI。

在本书中，我们将使用"感觉处理障碍"或SPD，因为这是目前最被认可的术语，用来描述感觉处理与感觉输入统合障碍患者面临的综合挑战。

但无论使用什么术语或分类系统，人们对SPD的组成部分已经达成了共识。

SPD 的一般征象

- 对感觉刺激的反应不当或不一致

- 难以组织和分析感觉信息

- 关联或"统合"感觉信息的能力下降

- 以有意义和适当的方式对感觉信息作出反应的能力不足

- 难以使用感觉信息来规划和执行行动

第四章提供了识别感觉统合问题的清单。

让我们简单回顾一下可观察到的SPD征象：

- 对感觉刺激反应过度、反应不足或两者兼有

- 回避感觉输入

- 寻求感觉输入

- 身体位置不确定

- 运动企划能力差

- 协调性差、运动表现不一致、难以学习新的运动任务

- 容易分心，注意力不集中

- 过度兴奋，高度活跃，高度警觉

- 觉醒不足，活动水平低，自我专注，被动

SPD 的发生率和原因

当我们着眼于普通人时，可以把感觉统合过程的效果看成是一个连续的整体。

我们当中有些人天生就是运动员。他们的身体意识出色，很容易适应环境的变化和学到新的技能，所以在各方面都显得游刃有余。有的人则不然，他们跟不上有氧操课的节奏、经常撞到别人身上或东西上、讨厌衣服上的标签、不能适应变化、难以学习新任务。有些人能闻到别人身上有脏尿布味，而有的人对有害的气味却毫无察觉。我们每个人都有自己讨厌的感觉，也有自己喜欢的感觉，这才让我们与众不同。

据艾尔斯（1979）估计，5%～10%的所谓"正常"儿童都存在需要干预的感觉统合问题。当感觉统合问题妨碍了孩子充分表现和参与儿童活动时，就需要进行干预。最近的一些研究报告了普通人群中SPD的发病率。Ayn、Miller、Milberger和McIntosh（2004）发现，接受调查的702名幼儿园儿童中，有5.3%符合感觉处理障碍的标准。Ben-Sasson、Carter和Briggs-Gowan（2009）对925名7～11岁儿童的父母进行了调查，发现他们中有16%对触觉和听觉输入表现出过度反应。在ASD人群中，感觉处理障碍的发生率要高得多。在Tomchek和Dunn（2007）的研究中，281名患者中95%的孤独症儿童表现出一定程度的感觉处理障碍。

感觉处理障碍的病因尚不清楚，但神经学研究正在着手确定造成它的神经解剖学差异。Koziol、Budding和Chidekel（2011）发现了基底神经节和/或小脑内的结构和/或神经化学异常，而Owen等（2013）发现了白质微观结构（大脑后束）的减少。

感觉统合理论能为 ASD 儿童解决什么问题？

1. 感觉统合理论增进了理解

感觉统合理论为理解不同形式ASD儿童的许多行为提供了一个有用的框架。倘若有问题，可能会导致患儿高度焦虑、回避他人、对环境缺乏兴趣、转换困难和许多其他行为。比如说，孩子对轻触和声音反应过度，就可能会避开他人和玩具，不让自己受到不舒服的感觉刺激。

感觉统合理论可以为理解许多ASD儿童表现出的某种刻板或自我刺激行为提供一个框架。这个框架假设一些自我刺激行为是感觉需求的表达（King，1991）。例如：摇晃、旋转、敲击、跳跃、抓挠或咬东西等行为，可能反映出个体需要刺激前庭（运动）、本体感觉（深层触压）或触觉系统。

我们都会利用各种各样的自我刺激来保持注意力和放松神经系统（如，绕绕头发、咬铅笔、脚轻轻点地、摇晃椅子、玩曲别针等）。而ASD儿童的这些行为往往会走向极端，并干扰身体功能。对自我刺激行为的分析可以揭示孩子在什么情况下寻求什么样的感觉。

我们可以给ASD儿童提供不影响功能，但能提供相同感觉输入的合适的替代行为。我们可以在日常生活中，通过有组织的家庭和学校活动提供感觉的机会，或者通过感觉刺激以非正式的方式提供。人们假设，提供所谓的"感觉食谱（sensory diet）"可以减少对这类行为的需求。

2. 感觉统合有助于指导干预

基于感觉统合理论的干预策略有助于个体：

● 调节觉醒水平

● 提高注意力，减少分心

● 减少焦虑

● 增加对所处环境的舒适感

● 减少刻板或自我刺激行为

● 培养内在的动力

● 促进与同龄人和成年人的积极互动

● 促进沟通

● 提高各种技能的表现和独立性

感觉统合干预的一个重要目标是帮助儿童达到"冷静且觉醒（calm alertness）"的状态。一旦觉醒水平得到控制，着眼于交流、社交和技能发展的干预措施就更有可能取得成功。许多孤独症儿童在处理任务和学习新技能方面存在困难，因为他们对感觉刺激反应过度，处于高度觉醒和焦虑的状态。其他孩子没有反应是因为他们对刺激的反应不足或对刺激的反应过度。

以感觉为基础的活动（感觉食谱；参见第五章）可以有效地调节觉醒水平。通过密切观察和历史记录，可以将这种个性化的感觉活动融入日常生活之中，有助于改善对感官刺激的反应。

对ASD患儿有效的冷静策略是深层触压和有节奏的前庭（运动）刺激。通过使用摇椅、秋千、加重背心和衣领、莱卡紧身衣、抗压挤球或软垫椅，将该技术引入到家庭和教室中。

还可以建议由作业治疗师进行定期治疗，进一步帮助促进对感觉刺激的正常反应，增强对感觉信息的组织能力。治疗的目标是提供和控制感觉输入，让儿童能够自发且适当地形成统合这些感觉所需的反应（Ayres，1979）。

而治疗的重点不在于特殊技能的发展，而在于增强感觉的统合功能。基于感觉的活动无论在治疗期间进行，还是通过家庭和学校提供，都应有的放矢，需要孩子的积极参与。

治疗的另一个目标是协助患儿发展运动技能。许多患有ASD的儿童在运动企划方面存在困难，因为他们对身体缺乏感知，不知道自己是如何运动的，也不知道自己在空间中的位置。由于运动企划受损、参与技能有限、完成任务的动机降低、探索环境时的恐惧与不适，以及对刻板行为的过多参与，导致了精细和大运动技能发育的延迟。

3. 感觉统合可以协助家长和专业人士

感觉统合理论提供了：

● 理解行为的不同视角

● 改善行为的解决方案

● 提高注意力、动机、沟通和互动的策略

● 对身体和环境的适应

● 制定应对策略

感觉统合理论为促进ASD患儿的日常活动提供了重要的见解和工具。作业治疗师可以与家长一起，为孩子制定各种活动建议和调整自我护理常规，从而提高孩子的舒适性、依从性和独立性。

譬如，更换餐具对触觉反应过度的孩子很有帮助，合适的餐桌和餐椅高度对害怕双脚离地的孩子有好处，深层触压可以作为让孩子睡前平静下来的好方法，而睡在有枕头的睡袋里，能帮助孩子做好睡前准备，促进整夜安眠。

感觉统合理论可以帮助其他专业人士应对ASD患者。语言病理学家和行为心理学家可以通过降低患者焦虑水平和优化其注意力的策略，最大限度地提高干预的效果。例如，在平台上荡秋千可以减少焦虑，增加眼神交流，提高对任务的关注力。荡秋千带来的前庭或运动刺激可能对神经系统有组织作用，并可能促进交流。

对于那些传统言语—语言治疗未取得成功的患者，我们可以在荡秋千的同时加入交流的环节，这无疑是一个很有用的手段。感觉统合与沟通策略综合运用越来越广泛，这一点在文献和ASD大会上都看得出来（Cimorelli等，1996；Mora ＆ Kashman，1997）。

Stanley Greenspan和Serena Wieder（1998）开发的"地板时光"认识到在干预的评估和规划阶段关注个体的感觉和运动需求的重要意义。这种方法包括鼓励有趣的互动的技术，旨在培养新的情感和智力能力（Greenspan和Wieder，1998）。

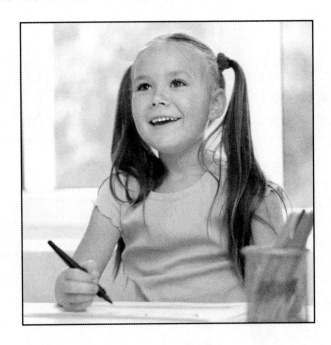

一些参与应用行为分析（ABA）治疗项目的儿童，如果在参与结构性活动时，考虑到他们的感觉需求，他们依从性的维持时间会更长，对任务也会更多关注。注重特定类型感觉刺激的"课间活动休息"（Movement breaks），以及使用加重背心、软垫椅或莱卡紧身衣，可以帮助减少焦虑、增加注意力，从而最大限度地使儿童参与回合训练课程。

与教育工作者合作，有利于最大限度参与学校的学习过程。感觉活动可以融入到日常的课堂生活中，这在过渡阶段尤其有用。例如，当孩子们到校、休息或午餐后，平静而愉快的活动能让他们达到一定水平的冷静觉醒程度。

感觉统合理论不能解决什么问题？

感觉统合理论不是解决一切问题的灵丹妙药，也不能治愈ASD。它只能帮助我们理解一些行为，并提供干预策略。

你必须知道，这个理论框架所揭示的只是ASD机制中的一部分。最初出现的感觉相关行为，可能是由很多其他问题造成的。重复动作既可能是一种为了减少焦虑的感觉寻求行为，也可能是一种不自主的抽搐或强迫症的倾向。孩子们可能会运用一些感觉运动行为进行交流、提出抗议、避免/逃避或引起别人的注意。Murray-Slutsky和Paris的《到底是感觉还是行为？》（2005）一书有不可多得的内容资源，它提供的资料能帮助我们理解ASD患儿的很多行为。

ASD患儿存在着影响各方面发展的多系统障碍。在为孤独症儿童设计项目时，认知、语言、行为和情感发展方面的知识同样重要。

怎样去研究？

目前，越来越多的研究涉及将感觉统合理论的原理应用到ASD患儿的干预之中。

早期的研究得出了一些颇具前景的结果。Wolkowicz等人（1977）报道了4名ASD儿童在接受了为期4个月的感觉统合专业治疗后，他们的行为和社交技能得到了改善。Ayres和Tickle（1980）研究了10名孤独症儿童，他们报告说，对感觉输入反应过度的儿童采用感觉统合技术的治疗效果更好。这些患儿的行为、社交和交流方面都有改善。但这些研究的样本量相当小，而且方法还有待改进。

一些个案研究证明了感觉统合策略的有效性（Ayres ﹠ Mailloux，1983；Grandin，1992；Larrington，1987）。其他研究报告了感觉统合在语言发育中的应用（Benaroya，Klein ﹠ Monroe 1977；Cimorelli等，1996），以及在减少自我刺激行为方面的应用（Bonadonna，1981；Bright等，1981；Brocklehurst-Woods，1990；Duker ﹠ Rasing， 1989年；Iwasaki ﹠ Holm，1989）。

早期的研究得出的结果并不一致，并且因为评估疗效时采用的方法而饱受诟病。20世纪90年代早期发表的两项研究，采用了改进的方法研究OT-SI治疗的有效性

（Humphries等，1990，1992；Polatajko等，1991）。它们采用随机对照临床试验的设计，来评估OT-SI治疗与传统感知运动训练相比的疗效。他们研究的人群是有学习障碍的儿童。结果表明，两组在运动结果上几乎没有差异，而且两组在学业、认知或语言技能上都没有比对照组有所提高。这些研究经常在文献中被引用，表明OT-SI治疗对确诊的儿童都不是一种有用的方法。然而，当进一步探索这些研究中使用的方法时，很明显地发现，它们未准确评估OT-SI治疗是如何在临床环境中进行的。本书的两位作者作为临床医生参与了这些研究，为研究参与者提供了治疗。研究人员开发了治疗方案来区分两个治疗组。例如，SI组可以在吊床上晃动，但是用沙包投掷目标时不能摇晃，这是感知运动方案中使用的一种活动。这种治疗方法严重降低了OT-SI治疗的影响，因为它不能准确反映临床环境中发生的情况。SI治疗的特点不仅仅是感觉刺激，它的目的是在儿童从事有目的的活动时（如，一边摇摆一边用沙包投掷目标），提供可控的感觉输入，以增强适应性反应。在文章发表时，还没有公布过指导实践的治疗真实度指标。2007年，Parham等制定了一项OT-SI治疗时应遵循的指南。1991年的研究不仅违背了符合治疗的基本标准，而且没有对临床医生的进行培训和监督。因此，我们必须考虑到这些局限性，重新审视研究结果的意义。

最近一项严格设计的随机对照研究（Schaaf等，2013）评估了采用感觉统合法作业治疗的疗效，取得了非常积极的结果。与对照组相比，4~8岁的ASD儿童在接受30次治疗后表现出显著改善。所取得的成果与特定的《目标达标量表》和日常生活自理和社会化的表现有关。

我们每天都能看到本书所讲述的策略带来的疗效和价值。临床判断和临床专业知识实际上是循证实践的组成部分。我们希望今后的研究能进一步验证该方法，不过可能很难获得科学证据。因为ASD病因尚不清楚、神经系统差异尚未得到充分认识，加上疾病的诊断完全凭借行为特征，因此对ASD患儿进行科学研究相当困难。

即便是相同亚型的ASD，表现出的行为也差别很大，我们不知道患儿的大脑为什么引发了这些行为。即便两个孩子的行为十分相像，干预措施也可能完全不能通用。

　　敬请家长和专业人士参阅本书中提供的信息，看看它是否对你的孩子，或工作中遇到的ASD孩子有用。你可以尝试一些策略，然后看看有什么变化。有时可能毫无改善，因为方法不能满足孩子的特定情况。可有时这种方法能直接解决孩子的需求，并为促进理解和改变架起桥梁。有些孩子的变化微乎其微，而有的则发生了翻天覆地的变化，彻底改变了孩子和家庭的生活质量。

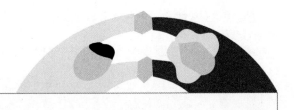

第三章

什么是感觉系统？

感觉统合理论涉及到所有的感觉系统，但主要还是集中在前庭、触觉和本体感觉系统。

首先，让我们来了解一下这些系统，然后简要说明感觉统合功能正常时，以及孩子感觉统合效率低下时都会发生什么情况。

患有ASD或其他有触觉、前庭或本体感觉系统失调的儿童可能存在一些问题，并表现出类似的反应与行为。但ASD儿童还会同时患有其他可能导致感觉问题的障碍。

触觉系统

怀孕的妈妈感觉到腹中的胎儿正在用小脚踢她的肚子，就立刻把大一点儿的孩子叫到身边，一起感受这美妙的时刻。她们凭借自己的触觉体验到了生命的奇迹。即便是未出生的胎儿，也可以感到羊水从身边轻轻流过，还有妈妈消化系统的蠕动。

触觉系统能给我们带来触觉，而且从胚胎在子宫里时就开始就已经发挥作用（Fisher等，1991），从此便不知疲惫地为我们工作终生。新生儿虽然很小，但已经具备了生存所必需的各种反射，而这些反射都是通过触觉来实现的。触觉让他们能把脸转向妈妈的乳头，开始与父母建立亲密的关系，入睡时能感到温暖柔软毯子的环抱，瞬时安静下来。触觉对成长、发展和生存都很重要。经常接受按摩的早产儿会更加警醒、活跃和冷静，体重增加和定向反应也更好（Ackerman，1991）。

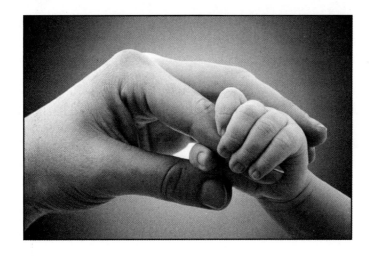

凯蒂已经出生两周了，每到饿的时候就不停哭闹。妈妈把她抱起来，依偎在她的胸前。凯蒂感到乳头碰到了她的脸颊。这种触碰刺激了觅食反射，让凯蒂不自主地转过头去寻找食物。

凯蒂感到嘴唇碰到了乳头，便立即含在嘴里吮吸着。一开始，凯蒂需要感觉到乳头贴在脸颊上，才能知道头该往哪个方向转，还需要感觉到乳头含在嘴里，才能开始吮吸。

触觉系统从皮肤上的感受器细胞获得触觉信息。这些感受器遍布全身，为我们提供轻触、压力、振动、温度和疼痛的信息。触觉系统的反馈有助于身体意识和运动企划能力的发展。日常生活中的每一项活动，包括穿衣、梳头、刷牙、吃饭、上厕所、做家务、学习和工作任务，都离不开功能健全的触觉系统。与所有的感觉系统一样，触觉系统也具有保护和辨别的能力，它们在我们的一生中是相辅相成的。

其中的保护系统比较原始。当我们遇到危险时，它不但会提示我们，还能促使身体对潜在的伤害做出反应。卡罗·科雷诺维兹（Carol Kranowitz）在她《不协调的孩子：认识和应对感觉统合障碍》一书（2006）中，将这种保护系统称为"噢–喔！"体系。而这个词恰如其分地说明了保护系统所产生的反应。有时，神经系统只会接到轻微的提醒，可有时会启动"害怕、回击或逃跑"反应。

> 你正坐在篝火旁，这时一只蚊子落在大腿上。轻触觉提醒你可能会受到伤害，所以你拍拍大腿赶走了蚊子。

辨别系统让我们感受到所触摸物品的质地。父母温柔的爱抚、桃子毛茸茸的外皮、草莓凹凸不平的表面，以及手指下钢琴的按键，这些都离不开这个辨别系统。科雷诺维兹（1998）把辨别系统称为"啊哈！"系统，因为它提供了触摸的更多细节。

> 莉亚把手伸进挎包里找钥匙。天已经很晚了，她不想开灯打扰家人。她的手指摸到了塑料钥匙环。对，这是一把钥匙。可她马上又放下了，因为她知道那是汽车的钥匙。她继续摸索，手指触到了房门钥匙那坚硬的金属表面。这次找对了，她立即从包里取出钥匙，打开门，没有惊动家人。

在生命的最初阶段，保护系统占据着主导地位，但随着神经系统不断成熟，我们就越来越离不开辨别系统。新生儿对轻触更敏感，他们利用触觉来探索环境的能力十分有限。随着婴儿的成长，这种能力会逐渐增强，成为学习和大脑发育的必要条件。辨别系统是一个重要的信息传递者，而保护系统负责随时应付潜在的威胁。

触觉系统是否能成功地发挥作用，取决于保护系统和辨别系统之间的平衡。如果感觉统合过程中的注册、定向、诠释和感觉调节环节完好无损，我们会自然而然地知道应该对哪些触碰提高警惕，哪些让我们感到愉快，哪些可以不去管它，哪些需要我们的探知。

触觉功能失调

触觉系统存在功能失调的孩子可能对触摸反应过度，或者反应迟钝，也有可能存在触觉辨别问题。

有些孩子会过度地注册和定向触觉输入。他们的感觉调节功能可能存在问题，无法抑制或屏蔽触感。因此，总是觉得衣服紧贴着皮肤、头发粘在脖子上，或者眼镜架在鼻子上。因为触觉占据了绝对的主导地位，这些孩子很难将把注意力转移到其他感觉上，比如别人和他说话的声音。

一些孩子会把根本没有伤害的轻触误认为是潜在的危险并做出反应。这种情况常被称为"触觉防御"。在这种情况下，保护系统会长时间地超负荷工作。在他们看来，很多触觉都很危险，必须躲开。这类孩子可以触摸物体或别人，但受不了别人摸他们。从行为上看，这些孩子可能表现出焦虑、控制欲强、好斗、不愿意参加家庭和学校活动。为了尽量减少来自环境的触碰，他们有时显得行动不灵活。他们的精神一直保持着警惕，或处于警觉状态，随时准备激活"害怕、回击或逃跑"反应，这消耗了他们大量的精力。而用来学习和互动的精力和注意力就会随之减少。

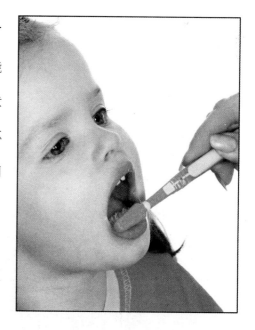

每次妈妈给萨拉的刷牙时，萨拉就会别别扭扭的，而且大声尖叫。为了把牙刷送进她嘴里，妈妈只得把她抱在膝盖上，按住她的下巴不动。妈妈刷牙的动作必须快而用力，不然的话萨拉就会咬住牙刷并且想跑掉。 不仅是刷牙，萨拉在剪指甲、梳头和洗头时都会这样别扭。而且，她也不愿学着自己做这些事情。妈妈就是不明白，明明很简单的事情，为什么到了萨拉这里就这么难，为什么会让萨拉这么痛苦。

不过，也有一些孩子会对触摸的反应很迟钝。这样的孩子警醒水平比较低。除非是非常强烈的触觉，否则无法被注册或定位。他们感受不到被触摸部位的反馈，严重干扰了身体意识和运动企划的发展。例如，进食和说话问题就可能与触觉系统的反应低有关。孩子对嘴的各个部分缺乏意识，舌头就很难搅动食物或发出声音。如果你理解不了，可以想象一下拔完牙后嘴巴麻麻的感觉，说话含糊不清，吃的东西也会从嘴里掉出来。

一些孩子的触觉辨别能力较差。他们虽然能注册触感，但不能分辨摸到东西的特征。这些患儿不能辨别出质地，无法运用触觉找出抽屉或钱包里的物品，没有对触觉体验形成记忆。而了解物体的感觉有助于我们操纵它的能力。触觉辨别能力差会造成身体意识和运动企划方面的问题。想想看，当你戴着厚厚的羊毛手套时，操控物体有多么困难。

马克斯的精细运动能力发展的很慢。他不能自己系扣子和拉拉链。鞋带一次又一次地从手中滑落，他到现在也没学会系鞋带。他在进行精细活动时，注意力无法长时间集中，需要用视觉来确认物体在手中的位置，这消耗了他大量的精力。

一些对触觉反应迟钝的孩子，在针对触觉做出行动时也不是很迅速。比如说，划伤或烫伤后不能马上感到疼，而是在几小时后才有感觉。这个问题关系到孩子的人身安全。对于正常人来讲，一种行为造成伤害后会立即感到疼痛，并停止行动。如果孩子不能立即感到不适或疼痛，就会继续活动，造成更大的伤害。

> 迈克尔和同学们去一个自然保护区集体旅行。他们决定光着脚淌过一条小溪凉快凉快。可大家刚迈进小溪就马上尖叫起来，立刻回到了岸边的草地上。原来，小溪里尖尖的石头把孩子们的脚划破了。可迈克尔却不然，他还沉浸在清凉的溪水从脚边流过的惬意，继续向前走。老师让他立刻上岸看看自己的脚，迈克尔这才惊讶地发现脚上多了很多伤口。回家之后，迈克尔因为脚疼不让妈妈给他洗脚。

有的孩子似乎要寻找更多的触感，这些孩子的觉醒水平比较低，渴望获得触觉来为神经系统提供必要的刺激。他们会触摸任何东西，包括反复抚摸妈妈的头发、摩挲老师的连裤袜，或者摸摸奶奶书架上的精美小摆设。这种情况也会给他们带来一丝安全隐患。对触觉的渴望常常让他们禁不住有触摸的冲动，却忘记了问一下自己，"这样做有危险吗？"，或者"需要征得别人的同意吗？"

触觉对孩子生活的重要性不容小觑。不能对触觉作出适当的反应会严重影响许多技能培养的能力。对于触摸有不适反应的孩子，会给他们的社交和情感发展带来巨大的影响。

前庭系统

凌晨三点钟，孩子的哭闹声把父母从睡梦中惊醒。爸爸走进儿子的房间，轻轻抱起了孩子。婴儿尖利的哭声立刻变成了抽泣。爸爸抱着儿子坐在摇椅上，随着抽泣声的平息，他慢慢地摇着摇椅，宝宝很快又睡着了。第二天白天，爸爸在银行柜台前排着长队，此时距离上班时间只有五分钟了。一丝焦虑涌上心头，其实大家都一样，时间都排得满满的，让人不得喘息。他一边排队，一边开始前后摇晃身体。他自己不禁笑了笑，因为突然想起，昨天晚上也是用这种方法来安抚儿子的，这能让他的神经系统平静下来。

前庭系统提供关于运动、重力和头部位置变化的信息。它能告诉我们是在移动还是静止不动，以及我们移动的方向和速度。

而当我们移动时，前庭系统能稳定我们的眼睛，告诉我们周围的物体是移动还是静止的。我们通过前庭系统与地面建立关联。即便不用眼睛看，我们也知道自己是站着，还是在躺着。

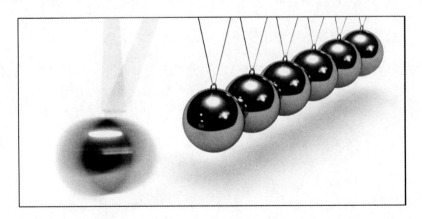

前庭系统是我们所有行为的基础。艾尔斯（1979）认为，前庭系统在调节其他感觉系统的过程中起着关键作用。她指出，前庭系统能协助抑制和促进的过程（见第二章）。这个过程被称为"音量控制（volume control）"，感觉信息会根据需要和特定的情况"调高或调低音量"。这种让感觉传入达到平衡的能力有利于自我调节，让我们保持适当的觉醒水平。

我们必须准确地处理前庭信息，让自己正确地运用视觉、准备好姿势、保持平衡、企划行动、执行运动，让自己冷静下来调整自己的行动。在我们出生之前，前庭系统就已经发育起来了，而来自这个系统的反馈在我们的一生中都不断被利用和完善。前庭系统的受体位于耳朵的结构中（半规管、椭圆囊和球囊）。当液体在耳朵里流动时，它会改变这些结构中的毛细胞的倒向。毛细胞可以检测重力的变化和不同类型的运动。

前庭系统和听觉系统之间的关系非常密切，两个系统都能对振动做出反应。在原始动物身上，这两个系统在解剖和功能上是相互联系的。听觉或听觉感受器是由重力感受器进化而来的，在今天的人类中仍然存在一些神经连接（Ayres，1979）。父母和作业治疗师经常观察到，当孩子参与运动活动时，他们的发声和表达能力也有所增强。婴儿在荡秋千时往往会咿呀学语，而有语言障碍的儿童在跳跃、奔跑或翻滚的时候往往能说出更多的单词。艾尔斯（1979）称这是因为听觉系统和前庭系统之间存在着联系。

视觉系统与前庭系统也有着密切的关系。前庭系统对眼球运动的发展（包括跟踪和聚焦）有重要影响。前庭系统和视觉系统共同帮助身体保持直立的姿势。

来自前庭系统的信息对于肌张力，或者肌肉做好动作的准备都相当重要。肌张力对于姿势和运动非常关键，而产生肌张力的能力对完成需要更大力量的活动必不可少。

前庭系统也具有保护和辨别功能。对于新生儿来说，运动可以刺激防跌倒反射。随着大脑的发育，会有更多成熟的反应来保护身体免受伤害。蹒跚学步和经常摔倒的儿童，会记住重力的"牵拉"作用，能预感到什么时候会摔倒。他们会下意识地伸出手臂保护头部和身体，不会摔倒受伤。成年人站在小船上，能感知到小船摇晃不稳，从而分开双脚、抬高双臂来降低重心，自然而然地保持身体的稳定。

前庭系统既能区分出加速、减速和旋转运动，也能探测到快慢或有节奏的运动。

某种前庭的感觉可以使人平静下来，比如缓慢摇动，但有的前庭感觉（如：快速运动）可以刺激神经系统。

前庭功能失调

一些孩子不能很好地处理来自前庭系统的信息。他们可能表现为对前庭感觉反应过度，或有时会与反应迟钝混合存在。

对前庭感觉反应过度的儿童害怕重力和位置的变化。他们觉得这些变化可能有危险，一般将重力认为是不安全的因素。他们不喜欢在高处，也不喜欢双脚离地，也不喜欢重心偏移。这些情况可以触发感官防御反应，并激活"害怕、回击或逃跑"模式。一些孩子对重力需求的变化非常敏感，他们会跪下来手撑地爬过一扇门，来应对地板表面的变化或者爬上楼梯。他们心里确确实实感到害怕，这种恐惧感不是装出来的。他们会尽量避开楼梯、自行车和操场上的设施。有些孩子甚至无法忍受头部位置的变化，尤其是向后倾斜。

> 赛义德静静地坐在浴缸里，看着橡皮鸭在水中游弋。爷爷开始给赛义德洗头，让他的身子向后倒，把头伸进水里。赛义德惊恐地大声尖叫起来！爷爷被吓了一跳，不知所措地瞪大了眼睛！
>
> 难道哪里做的不对，弄疼了孙子吗？他又试了一次，一边哄着赛义德，一边慢慢来。没想到，赛义德又大叫起来。爷爷没办法，决定让赛义德坐着，眼睛上盖上一块毛巾，在他的头上浇点水。赛义德也不愿意这样，不过与斜靠在水里相比要好许多。

一些孩子对某些运动感到不舒服，但还构不成威胁的程度。他们运动时会感到头晕或恶心，也可能会对汽车、电梯、秋千或嘉年华游乐设施的运动感到不适。

对运动和重力需求变化的过度反应给发育造成了负面影响。儿童时期常见的活动包括爬树、体育锻炼、旋转木马、乘船和滑旱冰。这些活动都让他们很焦虑，因此不去做这些运动。不愿意参加运动会影响到身体对环境的探索。一个孩子不去探索周围的环境，粗大运动和精细运动技能就得不到锻炼，发育就会变得迟缓。不去练习动作，就不能形成记忆，对运动企划的发展产生不良影响。对重力感到不安全的儿童，往往更喜欢做精细的运动，而且做起来得心应手，因为他们可以在不活动的稳定位置上练习。

当孩子觉得运动不舒服，甚至感到害怕时，就会产生排斥的心理，进而变得焦虑和不安。他们经常通过能够控制或僵硬的动作来应对不可预知的运动。孩子可能拒绝参加家庭或学校的很多活动。由于拒绝体育活动，在操场和校园里的互动和社交技能得不到锻炼，造成了自我孤立。前庭感觉，如摇晃或有节奏的运动，对神经系统功能健全的孩子来说是井然有序、波澜不惊的，但对运动敏感的儿童，简直就是一场噩梦。

而这种情况的另一个极端就是孩子是个"运动狂"。这种孩子总是忙忙碌碌地不闲着。爬上爬下、蹦蹦跳跳、摔倒和翻跟头都是家常便饭。或许他们没有适当地注册运动，也可能是神经系统需要过多的运动来保持警觉和有序。总之，他们运动的动机很强，始终无法集中精神。这些儿童很难安坐在餐桌前，也不能围成圈听故事，或者在课桌前安安静静地写作业。 他们对运动的渴望干扰了专注力和学习的能力。

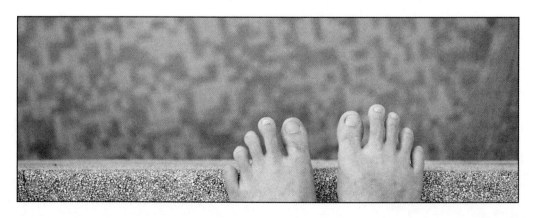

埃拉从同学们围坐的圈子中站起来，向角落跑去。她爬上滑梯，滑了下来。助教站起来跟着艾拉，然后把她领回到圈子里。埃拉高兴地回到大家身边，可以没一会儿又溜走了。埃拉很少能坐下来吃点零食。总是吃一口饭，然后围着桌子走一圈，然后再吃上一口。可是，当大家围坐一圈或吃零食时，让她坐在摇椅上，坚持的时间就会明显长一些。

孩子们可能会寻求某种类型的运动，来消除其他感觉系统不舒服的感觉。缓慢的摇摆、线性和重复有节奏的运动对神经系统具有镇静作用，可以减少对感官输入的过激反应。

前庭输入反应迟钝的儿童可能无法识别重力的变化，或不能充分注意运动的危险性。我们通常要密切看护这种孩子，因为他们自己都意识不到正在攀爬和跳跃，处于危险的状况之中。他们并不是总能做好平衡反应的准备，也不能进行良好的运动企划和运动分级。运动得不到很好的企划或控制，而且也收不到足够的反馈来调整运动。

萧娜特别喜欢在凯瑟琳家花园周围的高石板上走着玩。她每次都走得很快，到了花园角落时，经常会从石板上掉到花丛里。凯瑟琳提醒萧娜走慢些。可萧娜还像往常一样在石板上走，再次又摔倒在花丛中。凯瑟琳不明白为什么萧娜总是一遍又一遍地犯同样的错误。

萧娜可能没有很好地适应重力需求的变化。她可能没有意识到重心已经改变，如果不相应地移动身体，就会掉进花坛。萧娜也许不能充分地注册、定位或解释来自身体的反馈，帮助自己掌握环境的需求。她很难形成运动企划，无法纠正或调整自己的行为。

前庭功能障碍可能导致自我调节的问题，因为它在所有感觉系统的调节中都发挥作用。前庭功能障碍的行为特征可能包括：感觉输入反应不一致、情绪不稳定、不适当的觉醒水平、难以保持和转移注意力。

掌控重力的能力是人类发展史上的一项关键成就。孩子们需要通过掌握控重力来培养一种强烈的安全感。他们只有不害怕运动，觉得运动很惬意，才能体验童年的许多乐趣，而这些乐趣对发育十分关键。

本体感觉系统

打字员可以一边看着稿件一边盲打；滑雪者能在滑板上转移身体重心，一边注视前方的标记，一边完成回转的动作；而骑自行车的人一边观察行人和车辆，一边穿行于其中；这些都应归功于本体感觉系统，是它帮助我们完成这些"壮举"。

本体感觉是对身体位置的无意识感知。它告诉我们身体各部分的位置，它们相互之间以及与他人和物体之间的关系。它还能传达肌肉必须发挥多大的力量，让我们对自己的动作进行分级。本体感觉系统的感受器分布于肌肉、肌腱（肌肉与骨头相连的部位）、韧带、关节囊（每个关节的保护层）和结缔组织中。皮肤中还有能对拉伸和牵引做出反应的"机械感受器"。本体感觉系统的感受器可以对运动和重力做出反应。Fisher等人（1991）认为，由于前庭系统和本体感觉系统的许多功能是重叠的，因此它们实际上是密不可分的。

人依靠本体感觉系统感知触觉和运动体验。当你手里拿着一块积木时，皮肤、肌肉和握着积木的关节提供了它形状的信息。你在游乐场里玩旋转茶杯项目时，前庭系统和本体感觉系统告诉你正稳坐在旋转的茶杯里。

一个有效的本体感觉系统可以在不自主的情况下，让我们感知到身体的状况。这种感知有助于创建身体方案和身体映射（body map）。我们可以参考这个映射确定身体在活动中的起始和结束位置。另外，该位置还可以被记住供将来使用。一种有用

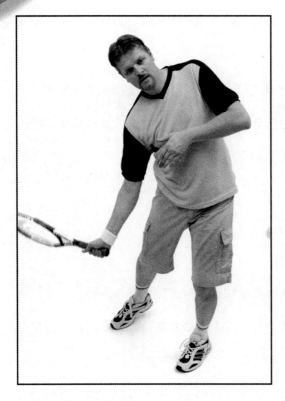

的身体映射和运动记忆有助于运动企划能力的发展。运动企划是创建、组织、排序和执行运动动作的能力，一定要记住这一点。

一些类型的本体感觉可以帮助大脑调节唤醒状态（Wilbarger，1991；Williams & Shellenberger，1994）。这类本体感觉是通过需要肌肉伸展和用力的活动来提供的。比如说，摔跤、拔河、打沙袋、拉大车和咀嚼松脆的食物等等。本体感觉很少使神经系统超负荷，一些感觉可以同时具有镇定和警觉的功效，这取决于个人自身的神经系统（Williams & Shellenberger，1994）。譬如，你长时间伏案工作有点儿要打瞌睡，你可能会站起来，伸伸懒腰，让自己清醒一下。有时，你伏案工作不是感到困倦，而是担心是否能如期完成手头的工作。这时，你也可以站起来伸伸懒腰，这样会缓解焦虑的情绪。

本体感觉输入有助于减少对其他感觉的过度反应。我们很多人都在无意识地使用本体感觉输入来屏蔽不舒服的感觉。比如，牙医打麻药针头扎入牙龈时，你会抓住椅子的扶手来缓解疼痛感。老师用粉笔在黑板上写字发出刺耳的吱吱声时，你会缩紧肩膀和双手，咬紧牙关，就像要把声音挡在外面一样。

本体感觉失调

有些儿童不能从肌肉、关节、肌腱、韧带或结缔组织中充分接收或处理信息，这会导致对运动和身体位置的反馈不足。因此,需要用视觉来弥补身体意识差和动作分级不良的缺陷。运动企划能力可能会由此受到影响,精细和粗大运动技能的发育可能会延迟。本体感觉功能障碍通常伴随着触觉或前庭系统的问题 (Fisher et al., 1991 &Kranowitz, 1998)。

> 利亚姆走路总是会碰到东西。他在教室门口排队时会撞到同学。替老师开门时,也会用力过猛,让门撞到墙上。他在涂色练习时也遇到困难,总是死死地压着画纸,把纸弄破。

有些孩子不能控制自己的身体,没法骑自行车,或者上不去扶梯。他们参加活动时,发现自己不能按照指令改变身体的姿势。有些孩子在打球时,不能左右跑动或跳起接住来自不同地方的球。也有的孩子没法玩玩具,因为他们不知道如何调整身体以恰当地运动或调整玩具。本体感觉障碍的孩子让人觉得总是笨手笨脚的。他们看起来好像很疲惫,或者心不在焉,这是因为他们必须付出更大的精力来判断身体的位置。

无法正常处理本体感觉输入的一个表现是,患者不能判断出拿住或移动物体所需的力量。所以,物品经常被无意损坏。而且书面作业也是潦草不堪。有的孩子书写不用力,字迹浅淡不清;也有的孩子写字很用力,看着非常费劲。

> 米拉就不能掌控好手里的玩具。刷牙时,牙刷经常掉在地上。而且,她好像也不会用梳子,经常用梳子的背面梳头。写字时拿笔力道不足,笔尖总是让人感觉轻飘飘的,不知道该用多大的劲儿。她写的字迹很浅,整体上也不美观。米拉用视觉引导自己的动作、摆弄手里的玩具。她在看书或看黑板时就没法画画。

对本体感觉输入反应不足的儿童可能会寻求额外的本体感觉，以增加自身在空间中位置的感知。这种额外的输入可以增强身体的意识和安全感。

久美子会靠在所有能支撑她的物体或人身上。大家围成圈子上课时，她也是靠在旁边小朋友的身上，很多同学不喜欢她。如果坐在桌旁，久美子就会用肚子抵着桌缘，还经常双手托着头。她自己不能走到大厅的中间去，只能是用手扶墙壁走动。

有些孩子不断寻求本体感觉输入，这是因为他们没有充分地接受到和处理这种输入，或者因为他们是在利用本体感觉刺激减少对其他感觉的过度反应。这样的孩子常常喜欢用他们的背部和头在沙发或椅子上摇晃或撞击，或者可能喜欢跳到床上和沙发上、挤在家具之间、躲在厚厚的毯子下面。ASD患儿家长和老师常常会说起这样的行为。

汤姆对触摸和声音反应过度，但他喜欢被挤压和拥抱。他什么东西都想推一推，喜欢激烈的室内游戏，只有毯子紧紧裹着他，他才能睡觉。当汤姆感到难过、生气或缺乏条理时，就会把下巴顶在父母的胳膊、后背或腿上。汤姆的父母经常抚摸他的后背，让他保持安静。而他会找到狭小的空间爬进去，经常把自己埋在枕头下面。汤姆似乎用大部分的时间和精力为自己寻找压力。

汤姆寻找本体感觉输入是为了给自己带来神经系统保持冷静有序的感觉。深层触压也有助于降低他对触摸和声音的过激反应。

对本体感觉输入作出适当反应的能力对运动发育至关重要。许多孩子会本能地运用本体感觉输入来调节神经系统。这是一个很有用的办法，可以很容易地教给孩子，并融入日常生活中。本书的第二部分将讲述这些办法和可以弥补感觉统合问题的其他策略。

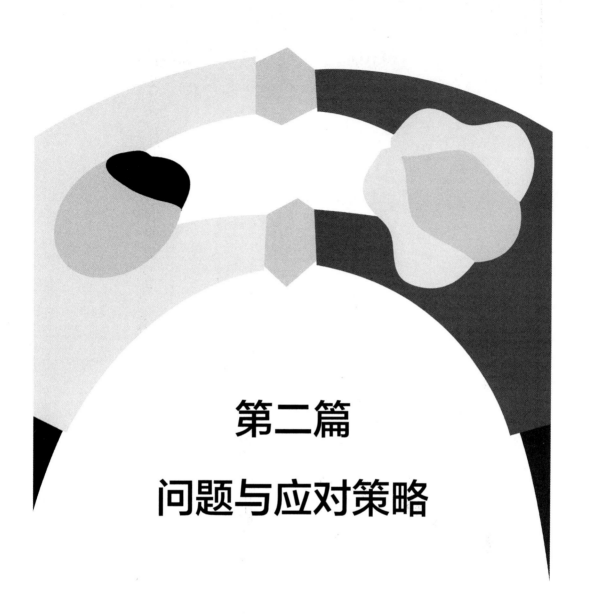

第二篇

问题与应对策略

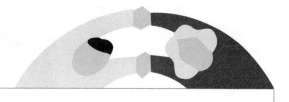

第四章

识别感觉统合存在的问题

我怎么知道孩子是否存在感觉统合的问题呢？

为了确定感觉统合在哪个环节出现了问题，我们需要仔细观察每个感觉系统。这是一个复杂的过程，需要大量的探究。有的孩子某个感觉系统会反应过度，而其他的系统却反应迟钝。有时孩子的行为似乎是在寻求感觉，而这种寻求行为既能体现神经系统反应过度，又是反应迟钝的表现。

想象一个孩子正把手指移向面前。反应迟钝的孩子可能开始寻求额外的视觉输入，比如手指在眼前摆动。但对于反应过度的孩子来说，这种行为也能起到调节作用。将注意力集中在面前手指的移动，可以帮助孩子屏蔽或忽略具有压倒优势的视觉输入。注视一个物体不仅可以分散注意力，而且实际上可以减少不舒服的感觉输入。如果你想评估孩子处理感觉的能力，真的要像福尔摩斯那样。作业治疗师可以助你一臂之力！

感觉统合——也就是说，利用感觉信息来实现身体功能，在你出生之前就开始发育了，而且会伴你终身。它是我们生活自理、娱乐和工作的基础。人体能自动梳理和利用感觉信息；基本上是无意识的，根本不用思考。这种自主的过程，让我们把更多的精力放在其他工作上。

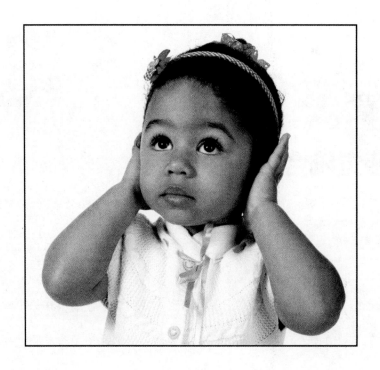

ASD患儿的表现多种多样，因此家长和专业人士应认真观察每名孩子的独特之处。而且，必须根据所处的环境来收集和分析看到的结果。然后，制定出结论，并作为干预措施的基础。对行为的观察可帮助我们发现反复出现的行为和造成这种情况的环境。为了确定感觉统合在哪个环节出现了问题，我们需要仔细观察每个感觉系统。

感觉史及其特征

了解感觉史和特征是进行感觉统合评估的重要手段。我们可以通过这一渠道，识别出与感觉相关的行为，并仔细考量它们发生的环境和情境。正式的评估往往毫无用处，因为它们无的放矢，不能提供儿童在自然状况下反应的资料。而且，孩子在接受正式评估时都会很紧张，这时的感觉反应不具有代表性。对ASD患儿来说更是这样，他们会感到焦虑，无法理解评估人员发出的指令，缺乏合作的动力。

其实，孩子的家长每天都在"评估"孩子的感觉统合，但就是没有意识到这一点，也不能用文字记录下观察的结果。

> "安妮一直以来都睡眠很差，睡觉很轻，听到一点点动静就会醒来。我们家的大门上挂着一块牌子，上面写着'请勿按门铃，宝宝在睡觉'"。
>
> "只要戴维一回家，我就不能用吸尘吸和吹发机。否则，他就会捂着耳朵大声尖叫，在屋里绕着圈跑。"
>
> "每次亚当走到杂货店的冷冻食品区就会不舒服，因为他不能忍受冰柜发出的嗡嗡声。"

家长的这些描述都说明，他们的孩子听觉反应不正常。这些观察结果的叙述构成了所谓的"感觉史和特征"。我们可以用标准的问卷或正式的检核表采集这些信息。在填写问卷或检核表之后，再进行面对面的访谈，并就问题进行解答。

已发表的问卷

Reisman和Hanschu的文章《发育障碍患者感觉统合清单修订版》（1992）着眼于对前庭、触觉和本体感觉输入的反应。文章后附的手册详细介绍了问卷中观察结果的重要意义。

Morton和Wolford也发表了一份很好的问卷，标题为《感觉行为分析问卷》（1994）。问卷回顾了所有的感觉系统，并将观察结果划分为"寻求感觉的行为"和"回避感觉的行为"。文中给出了规划观察评估的方法，一份帮助你汇总观察结果、讨论行为影响和相关建议策略的表格。

Dunn（1994）提出了"感觉概况（Sensory Profile）"的概念。它由125个行为陈述组成，组织成所有的感觉系统，包括了对活动水平、情绪和社会行为的观察。这是一个用来比较有无ASD儿童表现的问卷，其中85%的项目在这两种儿童的感觉处理能力方面存在差异（Kientz和Dunn，1997）。"缩减版感觉概况"包括38个项目，已经证明它与完整版相比，能更准确地鉴别不典型的感觉处理问题（Dunn，1999）。

另一个有用的工具是《Durand动机评估量表》（1998）。该量表把重点放在了异常行为的类型，有助于分析此类行为的动机。量表中提出了有关行为的问题，而答案可帮助判断行为动机是感官需求、寻求注意、避免或逃避的需求，还是试图传达对所需物品或行为的愿望。

《感觉处理测评》（SPM）包含分别适用于学校和家庭的量表，这样可以在不同的环境中观察感觉处理，让治疗团队更好地解决问题和相互协作（家庭量表，Parham & Ecker；教室和学校环境量表，Kuhaneck，Henry和Glennon，2011）。它适用于5～12岁的儿童，也就是说从幼儿园到小学6年级。《感觉处理测评-幼儿园版》（SPM-P）适用于2～5岁的儿童，而且也包括了家庭和育儿机构用的量表。

网上有各种非正式问卷调查和筛查工具，可以帮助你认识感觉的问题。我们开发了以下问卷，分为过度反应（感觉可能是压倒性的，很难处理）和反应不足（需要更多的感觉才能让孩子注意到感觉事件）两类。找出能够提示感觉处理问题的行为模式，并留意这些行为发生的感觉环境。收集这些信息可以帮助你制定策略，帮助孩子们提升处理感觉的能力。

有关感觉统合方面的筛查和问卷

前庭觉

过度反应

☐ 害怕操场上的设备

☐ 在汽车、电梯和乘坐交通工具时很容易恶心

☐ 恐高/害怕爬楼梯

☐ 避免平衡类的活动

☐ 回避参与体育运动/游戏

反应不足

☐ 过度着迷快速移动的活动

☐ 经常进行旋转、跳跃、弹跳和跑步等活动

☐ 不断移动头部

☐ 很难保持安静

触觉

过度反应

☐ 避免触摸或接触

☐ 不喜欢或回避参与打闹的游戏

☐ 很容易因为衣服或食物的质地生气

☐ 有人离得太近会很生气

反应不足

☐ 经常触摸物体

☐ 似乎很难使用物体（铅笔），除非物体很重/有纹理或振动

☐ 经常咬东西

本体感觉

反应不足

☐ 处理物体时用力过猛或太小

☐ 在完成不同任务时很难保持所需的姿势

☐ 喜欢玩粗暴的游戏

☐ 挤进狭小的空间来寻求深层触压

☐ 按摩时需要额外的压力来放松

视觉

过度反应

- ☐ 在阳光或强光下觉得不舒服

- ☐ 对光线的变化很敏感

- ☐ 难以注视屏幕

- ☐ 很难看别人的面部

- ☐ 不停地在眼前移动手指

- ☐ 喜欢看飘落的物体

反应不足

- ☐ 需要仔细看，才能发现物体之间的视觉差异

- ☐ 专注于阴影，反弹和旋转物体

- ☐ 寻找新的视觉感受

听觉

过度反应

- ☐ 因大声或意外的声音而心烦意乱

- ☐ 用哼唱的方式屏蔽不需要的声音

- ☐ 不喜欢某些声音（吸尘器、吹风机）

反应不足

- ☐ 寻找声音

- ☐ 把电子设备/电视的音量开大

嗅觉（气味）/味觉（味道）

过度反应

- ☐ 不喜欢强烈的气味或味道

☐ 食谱种类有限（偏食）

☐ 看到/闻到某些食物就会呕吐

反应不足

☐ 经常把手放在裤兜里

☐ 涂抹粪便

☐ 吃不能吃的东西

☐ 寻找新的气味/味道

有关自理能力是否有问题的筛查和问卷

触觉

过度反应

☐ 难以忍受面巾/毛巾的触感

☐ 摩挲触摸过的斑点

☐ 只能在提前预知的情况下被别人触摸

☐ 不喜欢牙刷的感觉

☐ 抱怨牙刷/梳子弄疼了他

☐ 对触摸反应过激

☐ 经常脱衣服/脱鞋子和袜子

☐ 难以忍受温度变化

☐ 不能接受剪指甲

反应不足

☐ 喜欢被触摸；喜欢感受身体的手感

☐ 用嘴去感觉质地

本体感觉

反应不足

☐ 经常掉东西

☐ 对生活物品施加过多/不足的压力（挤牙膏时用力过大，牙膏挤出太多，或者用力不够，没法打开牙膏盖）

☐ 很喜欢淋浴、粗糙的毛巾或坚硬的头发刷

☐ 无法改变身体姿势来适应任务（例如，表示难以进入浴缸）

前庭觉

过度反应

☐ 表现为不愿意改变头部的位置（难以向后倾斜冲洗头发）

☐ 喜欢保持头部直立

☐ 因头部位置改变而失去方向感

☐ 难以移动身体重心以保持平衡（弯腰擦干双脚）

☐ 很难在水池边弯下腰挤牙膏

☐ 似乎害怕坐在马桶上，特别是当脚离地时

视觉

过度反应

☐ 难以忍受从水面或有光泽的水槽反射的光线

☐ 喜欢关灯

☐ 过度专注于房间里的视觉事件，比如一扇关着的门

☐ 在镜子前难以做其他动作（注意力被镜子分散）

反应不足

☐ 在丰富的背景环境中很难找到某物

☐ 着迷于不断变化的视觉效果（泡泡、水滴）

听觉

过度反应

☐ 巨大的声响导致心情不安（冲厕所、放水、吹风机）

☐ 用哼唱的方式屏蔽听觉输入

☐ 很容易被声音分散注意力

☐ 用手捂住耳朵，屏蔽浴室传来的很大的回响声

☐ 对浴室里的声音很反感，因此必须在浴室外才能恢复自理能力

反应不足

☐ 喜欢很大的声音，并经常重复（冲水马桶）

☐ 喜欢浴室的回声

嗅觉（气味）/味觉（味道）

过度反应

☐ 受不了肥皂和洗发水的香味

☐ 不能忍受牙膏的味道

☐ 涂抹粪便

☐ 如厕时捂住口鼻

反应不足

☐ 很难注意到气味

☐ 涂抹粪便

☐ 渴望强烈的味道；吃肥皂/牙膏

日常表现

☐ 久坐不动；更喜欢坐着的任务

☐ 很难保持安静

☐ 很难在一个地方长时间安静下来完成一项任务

☐ 坐立不安

☐ 即使在任务中，也有强烈的运动欲望

☐ 在坐式活动中不断变换位置

情感 / 行为

☐ 表现出信心不足

☐ 即使理解任务，也很难计划行动

☐ 自尊心差

☐ 活动中需要更多的准备和支持

☐ 看起来不成熟

☐ 对批评过于敏感

☐ 表现出恐惧/焦虑

☐ 转换存在困难

☐ 需要可预测性来弥补计划性不强和感觉防御

☐ 很容易受挫

☐ 身体节律（包括睡眠、饥饿、排便）问题

☐ 自我调节有困难

☐ 难以与朋友互动和结交朋友

穿衣方面的筛查和问卷

触觉

过度反应

☐ 不喜欢质地较硬的服装（牛仔裤）和衣服上的绑带（腰带，袖口）

☐ 不喜欢衬衫的袖子

☐ 不喜欢穿衣服的过程，不愿意换衣服（白天/晚上）

☐ 对根据季节变化或天气变化而调整衣服适应有困难

☐ 对衣服的选择面较窄

☐ 新衣服需要洗几次才能穿

☐ 内衣裤和袜子外穿时才能接受

☐ 要求袜子是无缝的

☐ 总爱拉拽帽子、手套、围巾

☐ 不断穿脱衣服

☐ 要剪掉所有衣服上的标签

☐ 在买新衣服/鞋子时经历极大的压力

☐ 发现穿衣会引发焦虑

☐ 焦虑时会脱衣服或脱袜子和鞋子

☐ 觉得鞋子冰冷/衣服湿了，不能接受

反应不足

☐ 经常捏住或摩挲某些纹理

☐ 喜欢试穿不同质地的衣服/鞋子

本体感觉

反应不足

- ☐ 手上的东西经常掉（腰带，袜子）

- ☐ 穿衣服时无法确定应使用的力度（提起裤子时，或用力提裤子时，裤子会松掉）

- ☐ 穿衣服时感觉很累

- ☐ 很难根据衣服调整身体的姿势（如，把腿伸到正确的裤筒中）

- ☐ 很难完成一套复杂的感觉动作——确保衬衫塞进裤子，拉上裤链

- ☐ 注意不到衣服在身上扭曲起皱

- ☐ 注意不到衣服太小（甚至鞋子太小）

前庭觉

过度反应

- ☐ 穿衣时难以保持平衡，尤其是在弯腰穿袜子而改变头部位置时

- ☐ 头部移动时失去方向感（低头穿鞋）

- ☐ 很难保持注意力集中，因为平衡身体耗费了大量的精力

- ☐ 倾向于在平衡能力的范围内匆忙穿上衣服

- ☐ 难以按部就班地完成穿衣服的整套动作

反应不足

- ☐ 在穿衣活动中渴望做其他运动

- ☐ 很容易疲劳

视觉

过度反应

- ☐ 在壁橱和抽屉里找衣服有困难；被视觉感知所淹没

□ 用手感觉织物质地时，不会看衣服

□ 平衡困难

□ 被图案分散注意力，可能更喜欢纯色

反应不足

□ 袜子和鞋子搭配得不协调

□ 找不到衣服上的纽扣/拉链

□ 扣子找不到扣眼

□ 缺乏视觉对运动的指导

□ 衣服的移动导致注意力不集中（轻甩衬衣袖子，看着它的下落，提供额外的视觉输入）

听觉

过度反应

□ 对身体活动时衣服发出的声音很敏感

□ 被口袋里东西的声音（钥匙/零钱）分散注意力

□ 穿衣时容易被声音分散注意力

反应不足

□ 在穿衣过程中很难听到其他口头提示

嗅觉（气味）/味觉（味道）

过度反应

□ 衣服要先洗干净，否则会因为有味不穿新衣服

□ 喜欢用无香料洗涤剂/织物柔软剂清洗和干燥衣物

□ 由于气味的原因，不能接受补花/熨烫

□ 不喜欢刚熨过的衣服，因为熨斗的高温会使衣服散发出异味

反应不足

- ☐ 反复闻衣物的味道

- ☐ 喜欢别人受不了的味道，比如脏衣服和脏袜子/鞋子

饮食方面的筛查和问卷

触觉

过度反应

- ☐ 喜欢质地和温度一致的食物

- ☐ 不喜欢食物中让人"出乎意料"的材质（如，汤中的面条）

- ☐ 食物材质发生变化，甚至只是感觉有变化时，会捂住嘴

- ☐ 由于对食物材质敏感，食谱的范围非常有限

- ☐ 难以忍受餐具进入嘴里；喜欢吃手拿食物

- ☐ 吃饭时经常喝水，想把食物从嘴里冲掉

- ☐ 进食时只使用指尖，难以忍受用手触摸

- ☐ 挑食

- ☐ 难以忍受食物的温度变化

- ☐ 经常一次只吃一种食物

- ☐ 在焦虑时，食物的选择变得更加有限

- ☐ 不能忍受嘴唇、脸颊或下巴上的任何食物

反应不足

- ☐ 需要仔细分辨，才能区分开食物和非食物的材质

- ☐ 存在安全问题；对触觉的不敏感会导致窒息，因为孩子可能感觉不到食物到达喉咙后部

□ 感觉不到脸上有食物

□ 对口腔内疼痛和温度的敏感度较差

本体感觉

反应不足

□ 喜欢嚼劲大或脆的食物来增加感觉输入（咀嚼水果或薯条）

□ 不能充分咀嚼食物（安全问题：窒息）

□ 容易疲劳，特别是吃需要大量咀嚼的食物

□ 难以保持吃饭的姿势

□ 咬力降低（可能无法咬下苹果或咀嚼肉食）

□ 手托下巴支撑身体，或将头部靠在手臂/身体上，以稳定进食的姿势

前庭觉

过度反应

□ 坐不稳

□ 当头部位置改变以适应叉子/勺子时，很难保持对任务的注意力

□ 难以稳定视线范围，以至影响进食

反应不足

□ 需要活动；经常站起来，然后坐下来吃饭

□ 吃饭时需要摆动双脚

□ 在椅子上不断变换位置

□ 很容易疲劳

视觉

过度反应

□ 过度关注食物、盘子和桌布的颜色和图案

□ 喜欢盯着一个物体看，所以很难完成需要用眼睛引导的动作

□ 被过多的视觉输入分散注意力

□ 吃饭时头靠近食物，以阻挡额外的视觉输入干扰

反应不足

□ 在复杂的背景下很难找到食物／餐具

□ 只有将食物加到盘子里才能看到盘子

□ 移动盘子里的食物，才能看到盘子

听觉

过度反应

□ 容易被食物、餐具和人们谈话的噪音分散注意力

□ 不喜欢别人咀嚼的声音

□ 不喜欢自己咀嚼的声音

□ 当别人吃饭或说话时，没法吃东西

反应不足

□ 咀嚼／喝水时需要仔细听才能听到声音

嗅觉（气味）／味觉（味道）

过度反应

□ 对一些味道／气味很难接受

□ 面对某些气味／味道时捂住口鼻

□ 可以忍受的食物种类很少

□ 尝试新食物时很犹豫

□ 吃东西很挑剔

□ 对烹饪食物的味道很敏感

□ 对某些食物有强烈的偏好，并希望每餐都吃这些食物

□ 在外面或学校吃饭有困难，因为不能忍受别人吃饭时散发出的味道

反应不足

□ 异食癖（咀嚼和吃非食用物品）

□ 似乎闻不到气味；因为味觉不足，导致没有吃东西的动力

□ 很难闻到别人吃东西的味道

学校／工作场所的筛查和问卷

触觉

过度反应

□ 难以容忍别人的触摸；对站成一排、坐成一个小圈子，或者和别人在一个
　狭小的空间里工作感到很纠结

□ 回避表达感情的动作，例如拥抱、老师/同伴的安慰

□ 不喜欢手里拿着笔或切割工具

□ 不喜欢接触到不可预测的材质：油漆、胶水、贴纸、胶带和/或潮湿或脏
　污的物体

□ 难以忍受紧密的一对一指导和手把手的演示

□ 倾向于用语言，而不是用手来学习玩具和其他物品的使用方法

□ 对他人的触摸反应过激

□ 在排队或围成一圈上课时容易发怒

□ 在狭小的空间里穿衣服有困难

□ 不喜欢需要拿工具的工作

□ 身处狭窄的空间会感到难以忍受，如电梯或楼梯

☐ 难以忍受穿制服

☐ 喜欢独自工作，尽量减少接触

☐ 避免在高峰期乘坐公共交通工具

反应不足

☐ 过度喜欢触碰物体和人

☐ 很难理解人与人之间的空间和触碰的界限

☐ 似乎注意不到温度的变化

☐ 注意不到自己什么时候已经受伤

本体感觉

反应不足

☐ 很难呆在一个地方；喜欢不停的运动

☐ 靠在家具或别人身上来稳定自己（围成圈子上课时靠在别的孩子身上，或者胳膊或腿搭在椅子上来支撑自己）

☐ 需要"锁住"关节才能保持直立姿势

☐ 抓握能力不好

☐ 因为身体意识受损，难以在教室里活动，特别是当周围的环境发生变化时

☐ 经常掉书、铅笔、工具等

☐ 容易感到疲劳

☐ 将咀嚼作为保持注意力和专注的方法

☐ 使用自我刺激行为来保持注意力或缓解压力

前庭觉

过度反应

☐ 容易分心，容易失去视觉注意力，尤其是当头部移动时

□ 通过用头部的自我刺激行为来保持注意力（摇动头部）

□ 视觉跟踪有困难；阅读时容易看串行

□ 对操场、健身房和楼梯感到恐惧，并有意回避

□ 不喜欢乘坐汽车或公共汽车，特别是倒车时，因为眼睛无法处理运动

□ 不喜欢运动的停止/开始，运动方向的变化

□ 如果站在楼梯上就会惊慌失措

□ 不喜欢身体姿势的变化

反应不足

□ 不时就需要动一动

□ 无法在椅子和地板上稳当地坐着；一直试图找寻运动的感觉

□ 在操场和健身房运动时，总是做一些没有必要的危险动作

视觉

过度反应

□ 容易被墙壁/黑板周围的太多视觉刺激所吸引，容易分心

□ 为回避大量的视觉输入，有时只能注重细节

□ 表现出强烈的视觉记忆

□ 眯起眼睛以减少光线的强度

□ 上课或工作时喜欢戴帽子或太阳镜

□ 喜欢黑暗

□ 关闭百叶窗或将灯光调暗

□ 无法适应季节变化时的自然光线变化

□ 下楼梯时犹豫不决，因为很难判断楼梯的深度

反应不足

□ 在杂乱的背景下很难找到目标

□ 无法在不丢失句子的情况下直观地浏览整个页面

□ 读书的时候很容易看串行

□ 对有视觉刺激的物体感兴趣，会通过旋转或掉落物体来产生视觉刺激

□ 在涂色或写字时，很难保持行与行之间的平衡

□ 过于专注地看着人或物

□ 没有足够的视觉信息来正确判断楼梯的长度等

□ 喜欢看光源或强烈的对比色

听觉

过度反应

□ 经常捂住耳朵

□ 非常害怕火警警报

□ 大声说话以屏蔽传入的噪音

□ 听到巨大的噪音（扩音系统、砰砰的门声）就吓一跳

□ 容易被噪音分散注意力

□ 难以忍受背景噪音；不能集中注意力

□ 对来自其他来源的噪音非常敏感（隔壁教室）

□ 喜欢做一些能够屏蔽掉听觉输入的动作（撕纸、开门和关门、发出嗡嗡声）

□ 在新环境中会因为潜在的声音感到焦虑

反应不足

□ 被叫到名字时无反应

□ 喜欢做一些让声音变得复杂的事或开大音量

嗅觉（气味）/味觉（味道）

过度反应

- ☐ 由于清洁剂的气味，不喜欢大扫除日

- ☐ 别人带有新的气味时做出过度的反应

- ☐ 通过气味可以识别人

- ☐ 因对气味敏感而容易过敏

- ☐ 在有很多气味的午餐时间很难自我调节

- ☐ 在新环境中因为潜在的气味感到焦虑

反应不足

- ☐ 过度喜欢闻别的人或物的气味

- ☐ 喜欢小空间，因为更容易闻到别人的气味

- ☐ 对味道不够敏感，可能会吃蜡笔、粉笔（安全问题）

游戏方面的筛查和问卷

触觉

过度反应

- ☐ 喜欢能预料到的触碰，因为它有助于控制注意力和改进处理方法

- ☐ 不喜欢变得杂乱无章

- ☐ 不喜欢工艺品、烹饪、园艺

- ☐ 不用整只手；喜欢用指尖

- ☐ 对他人的触碰反应过激

- ☐ 有时因手对触碰过于敏感，而用嘴来咬物体

- ☐ 对玩具的某些质地有强烈偏好

□ 选择自己熟悉喜欢的玩具来防止被惊吓

□ 喜欢干净的游戏，不喜欢会弄湿或弄脏一类的游戏

□ 玩玩具的方式与常人不同；玩玩具是用于感官的目的，而不是为了游戏

□ 喜欢独自玩耍，而不喜欢分组游戏

反应不足

□ 感觉需要过度触摸人或物

□ 对疼痛和体温的知觉下降

□ 喜欢有更多触觉输入的游戏

本体感觉

反应不足

□ 喜欢需要粗大运动的玩具，因为这样可以全身运动

□ 看上去肌肉似乎无力

□ 容易感到疲劳

□ 抓握能力不好

□ 无法分级运动

□ 容易发生事故

□ 似乎很享受摔倒和碰撞

□ 不容易根据玩具或游戏改变身体位置

□ 玩玩具时，会掉落玩具的小零件，或玩玩具时用力过大或者用力不足

□ 玩玩具的方法不正确；玩玩具只是用于增加感官输入

□ 咬玩具以增加注意力和/或姿势稳定性

□ 为了保持身体位置"锁定"关节

□ 耐力差

☐ 喜欢久坐不动的活动

前庭觉

过度反应

☐ 双脚离地时就会感到害怕

☐ 不喜欢头朝下的感觉

☐ 回避去操场上活动

☐ 不愿参加需要运动的游戏活动

☐ 用眼睛来弥补平衡的困难

反应不足

☐ 过度需要运动

☐ 无法调整身体姿势以为位置改变做好准备

☐ 通过摇摆创造自我运动

☐ 经常在椅子上改变姿势

☐ 在运动中容易做冒险动作

视觉

过度反应

☐ 在强光下感到不舒服；宁愿呆在黑暗中

☐ 专注于细节，无法看到"全貌"

☐ 容易迷路

☐ 上楼/下楼犹豫不决

☐ 喜欢小空间

☐ 喜欢视觉刺激较少的活动

反应不足

- ☐ 对运动、旋转、有花样的运动有过度的兴趣

- ☐ 拼图有困难

- ☐ 阅读时经常串行

- ☐ 在复杂的背景下难以视觉跟踪或找到目标

- ☐ 容易迷路

- ☐ 配对和分类有困难

听觉

过度反应

- ☐ 对声音反感；常捂住耳朵

- ☐ 容易被突如其来的响声吓到

- ☐ 不断发出声音来阻挡其他声音（嗡嗡声）

- ☐ 在不熟悉的声音出现时停止游戏

- ☐ 很容易被声音分散注意力

- ☐ 参加社交游戏有困难

反应不足

- ☐ 对某些声音着迷并经常重复这些声音

- ☐ 喜欢新的声音/音量

嗅觉（气味）/味觉（味道）

过度反应

- ☐ 不喜欢有强烈气味的新玩具

反应不足

- ☐ 在玩玩具之前，先闻一闻或尝一尝玩具的味道

社交技能的筛查和问卷

触觉

过度反应

□ 喜欢把自己与他人隔离开来

□ 不喜欢人群和一群孩子，因为害怕被撞碰

□ 当被别人碰触或触摸时，反应过激

□ 难以忍受拥抱、亲吻和爱的表示

□ 很难与其他人近距离玩耍

□ 可能有自伤

□ 需要可预料到的接触，以利用注意力来更好地处理

反应不足

□ 寻找深层触压，并经常碰撞他人

□ 过度接触物体和人

本体感觉

反应不足

□ 为了获得更多的输入，玩耍时显得很粗野

□ 寻求深度触压、拥抱

□ 把自己挤在一个小空间里（增加深层触压输入）

□ 握手时力量很大或不足

□ 做出过度的拍打、撞击和其他寻求压力的行为

□ 可能有自伤

前庭觉

过度反应

☐ 规避运动

☐ 身体作为一个整体运动；不能单独移动头部

☐ 由于平衡问题导致不能走向别人，或者站在他人旁边

☐ 看别的孩子会头晕

☐ 在充满运动的环境中变得焦虑；可能躲在墙边

☐ 不与他人玩基于动作的游戏

反应不足

☐ 渴望运动

☐ 当活动中有很多动作时，会变得兴奋

视觉

过度反应

☐ 在黑暗中更舒服

☐ 容易盯着人或物看

☐ 眼神交流时感到紧张，因此避免眼神接触

☐ 不能处理或容忍不同强度的颜色

☐ 斜视

☐ 喜欢戴帽子/眼镜

☐ 凝视一个空间

☐ 注视熟悉的物体

反应不足

☐ 看不懂面部表情/社交暗示

☐ 眼睛扫视有困难，很难在课堂上或操场上找到朋友

☐ 难以在视野中找到并盯住朋友，特别是在杂乱的环境中

☐ 无法不用眼睛来引导动作

听觉

过度反应

☐ 对别人的声音过于敏感

☐ 不断地哼歌，以屏蔽环境噪音

☐ 不喜欢人群和嘈杂的地方

☐ 捂住耳朵

反应不足

☐ 似乎听不到声音，甚至是别人喊自己的名字

☐ 喜欢声音的多样性和音量

嗅觉（气味）/ 味觉（味道）

过度反应

☐ 对新人、新气味反应过度

☐ 透过袖子呼吸，因为那是一种熟悉的气味

☐ 即使变换环境，也要闻一种熟悉的气味

反应不足

☐ 喜欢小空间，这样更容易闻到别人的气味

☐ 闻或舔物体或人，以这种方式进行互动，或者加强了解

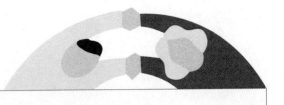

第五章

针对挑战行为的策略

管理ASD患儿挑战行为的首要任务是了解所观察到行为的背后成因。

　　Williamson（1996）确定了许多影响ASD患儿行为的因素，包括物理环境、儿童当前的情绪状态、是否有护理人员、觉醒的水平，以及对感觉积累产生的消极反应。某些行为可能反映出儿童神经系统反应效率很低，而这种情况下可能无法准确地注册、定位或解释感官信息。

　　ASD患儿可以作为一个晴雨表，反映出他人的情绪状态。倘若我们能加深对孩子的了解，就不会对他们有时表现出的行为产生负面的反应。我们在第二章和第三章中讲述的感觉统合理论，它可以帮助你更好地理解这些行为。第四章中提供的工具，可以用来确定孩子是否遇到了感觉统合问题。

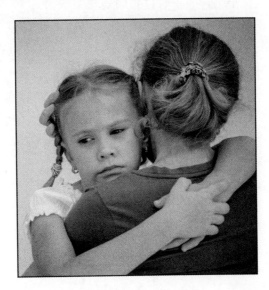

接下来，我们需要做的第二步就是防止此类行为的发生。基于感觉统合理论的策略能够适应感觉需求，预防一些不适当的行为。这些策略包括实施感觉食谱（sensory diet）和运用Wilbarger的方案。

管理挑战行为的第三步是规划出行为发生时采用的一致性做法。本章将例举一些非常具体的问题行为，并提供在行为发生时实施的策略。此外，还会提供一些基本的平静与觉醒策略。这些策略对那些存在感统相关问题的儿童最有裨益。但是，我们并不能搞清每种行为发生的原因。有时，某种特定的行为是为了满足感觉的需求，进而形成了一种习惯，或者习得的反应模式。有时，我们可以单独运用传统的行为方法，可有时就需要与感觉统合方法结合使用。一些与感觉运动需求相关的行为可能表现为无意识抽动，或其他神经问题的反映。

我们可以教给孩子认识和理解自己的感觉需求，并为他们提供增加注意力、减轻压力和改善对感觉刺激反应的策略。本书中提出的许多策略都可以很容易地教给孩子们。在本章的最后，我们提供了一个经过调整的程序。利用它可以教给ASD儿童放松的技巧。此外，你在本章中还可以读到：

1.Wilbarger感觉防御减敏治疗方案

2.感觉食谱

3.基本平静和警醒策略

4.针对特殊问题的策略

5.儿童放松的技巧

Wilbarger 感觉防御减敏治疗

Wilbarger减敏治疗方案（Wilbarger，1991）是一种特殊的专业指导治疗方案，旨在缓解感官防御，它包括全天提供深层触压。这项技术是由Patricia Wilbarger

（教育学硕士、注册作业治疗师、美国作业治疗协会会员）开发出来的。她是一名专业从事感觉防御评估和治疗的作业治疗师。Patricia Wilbarger是国际感觉统合协会的联合创始人之一，也是该领域全球公认的专家。 她举办研讨会、制作录像带、录音带、发表文章，你可以通过专业发展计划（651-439-8865或www.pdppro.com）获得这些资料。Wilbarger感觉防御减敏治疗方案起源于感觉统合理论，并在临床应用中不断发展。Wilbarger女士提供培训课程，专业人员可以通过这些课程学习到如何运用她开发的技术。在这些课程中，她还分享了如何将该方案纳入到干预计划之中，以及如何培训家长、老师和其他护理人员的方法。

但目前还没有足够的研究证明这项技术降低感觉防御的长期目标。但据Kimball等（2007）报道，实施该方案后，儿童的皮质醇水平立即下降。许多作业治疗师已经观察到，它对不同人群有长期的积极疗效。许多ASD儿童的家长报告说，这项技术对孩子的疗效很好，包括感觉防御的减少、行为和互动方面的改善。而很多成年ASD患者也报告，通过使用这种技术，他们的感觉防御减少、焦虑感有所减轻，在环境中的舒适度也有所提高。而我们在实践工作中也观察到，采用了Wilbarger方案之后，很多患者的行为发生了显著的变化。

Wilbarger方案体现了临床工作中经常遇到的一个难题，一种治疗方案获得了良好的效果，但就是得不到完全的科学印证。不过，我们鉴于个案报告的证据和自己的观察结果认为，如果不把这项技术推荐给患者，就是对他们的损失。当我们与患者讨论这种方法时，会告诉他们推荐它的原因，并提供他们感觉防御的信息。而且，我们也会向患者承认目前还缺乏研究，让他们自己决定是否要在治疗方案中加入这项技术。

这项技术需要由一名作业治疗师来教授和指导。他必须接受过该技术的培训，并掌握感觉统合理论。这个要求毫不过分，因为在指导不当的情况下施行该技术，可能会让儿童感到不舒服，并可能出现不愿意看到的结果。Wilbarger方案的第一

步是用特殊的触觉刷对手臂、背部和腿部皮肤
施加深层触压。许多人错误地将这种技术称
为"刷式技术"，因为它会用到触觉刷。但
"刷"这个词不能充分反映刷子运动给皮肤施
加的"压力"。而比较恰当的形容应该是用刷
子给人做深度按摩。我们缓慢而有条理地使用
刷子，为广泛的皮肤表面提供一致的深层触压
输入。Wilbarger女士推荐了一种她认为最有
效的触觉刷。而且治疗中不应该刷拭脸部和腹
部。

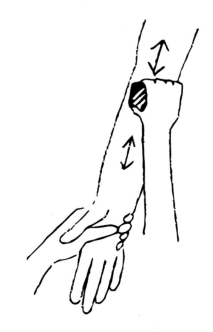

　　按摩结束后，轻柔地按压肩膀、肘部、
手腕/手指、臀部、膝盖/脚踝和胸骨。这些按压提供了大量的本体感觉输入。
Wilbarger女士认为，在触觉刷之后进行关节按压也非常关键。如果没有时间完成
这两个步骤，那么就不应该进行治疗。

　　整个过程只需要大约3分钟。该技术可以结合到感觉食谱（sensory diet）计划
中。该过程起初可每90分钟重复一次。经过一段时间后，可降低频率，直到完全停止
该治疗，但疗效却可以一直保持。有些孩子会立即爱上这种输入，但有的孩子在最初
几次治疗时会比较抵触。你可以用唱歌、给他一个能叼在嘴里或减压的玩具来分散注
意力。有的孩子真的很喜欢这种疗法，他会自己找到刷子，主动递给父母、老师或护
理人员。一些孩子能够忍受住，也没有什么反应，可有的孩子会产生抗拒心理。如果
孩子一直不合作，并出现了不利的变化，就需要重新评估这项技术是否合适。这时应
该与指导的治疗师取得联系，但实践中很少发生这种情况。

　　感觉防御通常是引发挑战行为的主要因素。在以下特定行为的病例研究和讨论
中，通常首先建议考虑采用Wilbarger方案。不过，也不是所有的家庭和教室都适合

它。这时，我们也可以探讨其他的深层触压技术。比如说，丢沙包、力量性运动或重体力劳动（推、拉、抬、提等）和各种类型的按摩。

个案报告

你在下面的病例报告中可以看出，有时使用Wilbarger方案的疗效十分显著。这里面包括我们在工作中遇到的患儿。尽管有时改善并不是那么明显，但它是一个循序渐进的过程，积极的改善对儿童及其家庭生活具有重大的意义。

帕特

帕特是一个4岁的男孩，被诊断患有孤独症。作业治疗师认为他存在着感觉防御。帕特对轻轻触摸和突如其来的巨大的噪音十分敏感。他在人影攒动、人声嘈杂的环境中会感到心烦意乱。帕特每当遇到这种情况就非常焦躁，不停地在房间内或别处乱跑。即便在停车场里也是如此，帕特的父母只好牢牢地抓住他的手。另外，在购物和家庭聚会时，帕特也会给家长添乱。治疗师建议把Wilbarger方案作为干预计划的一部分。该计划中还包括一天之内的各类感觉活动。仅仅一周后，帕特的父母就注意到他的焦虑程度明显降低，乱跑的行为也减少了。又过了一个月，他们竟然能够很轻松地带着帕特去买东西和参加家庭聚会。他甚至变得愿意主动与同龄人或不熟悉的成年人互动!

艾米

艾米今年6岁了，已经确诊患有孤独症。作业治疗师认为她存在着感觉防御。艾米不愿意别人触碰她，许多衣服的质地让给感到不舒服，对日常生活中很多活动都很抵触，包括洗脸、刷牙、洗头和梳头。

梳头成了艾米家长和保姆的最大难题，每次梳头"就像打仗一样"。而艾米也会大哭大闹很长时间。治疗师建议将Wilbarger方案作为干预计划的一部分。她从周末开始施行这个方案，在此期间没有任何其他干预措施。艾米的保姆周一早晨来上班，她不知道我们正考虑且已经实施了这个方案。她负责白天照顾艾米，负责她的日常生活。这天晚上艾米的父母下班后，保姆告诉他们，艾米梳头时没有拒绝，而且对洗漱很配合。她问艾米的父母，是不是周末给她吃了什么药啊！

减少口腔内的过度敏感

Patricia　Wilbarger还开发出一个专门帮助减少口腔内过度反应的疗法。此类过度反应有时被称为"口腔防御"，造成孩子偏食，影响到刷牙和洗脸。该技术利用拇指沿上牙牙龈/牙根加压力（可以佩戴外科手套）。压力的大小与按摩眼睑时差不多。然后，顺着"刷牙"的动作，将手指轻移在下颚的中间，轻柔地向下按压下颚。

感觉食谱

感觉食谱是一种有计划的活动项目，旨在满足儿童特定的感觉需求。Wilbarger和Wilbarger（1991）开发了一种方法，来提供"恰到好处"的感觉输入组合，以达到并保持神经系统中最佳的唤醒水平和表现。恰当的感觉食谱可以增强对感觉适当行为和反应的能力。感觉食谱还有助于减少保护性或感觉性防御反应，而它们都会对社交和互动产生不良的影响。

一些类型的感觉活动就像我们每天必吃的"主食"一样，作用非常强大，效果十分满意。这些活动提供了运动、深层触压和重体力活动。它们是感觉食谱中的"能量块"，因为它们对神经系统有最显著和持久的影响（Wilbarger 1995，Hanschu 1997）。一些其他活动也可能有益，但影响没有那么大。我们把此类活动称为"感觉零食（sensory snacks）"或"情绪制造者"。它们持续时间较短，一般包括口腔、听觉、视觉或嗅觉体验。

所谓的感觉食谱，并不是不分青红皂白地在孩子的一天生活中增加很多感觉刺激。因为额外的刺激有时会加剧消极反应。最成功的感觉食谱应该包括孩子能积极参与的活动。每个孩子都有独特的感觉需求，必须根据个人需求和反应来定制感觉食谱。这就需要咨询作业治疗师，评估孩子的感觉处理能力，并确定哪种类型的感觉活动能带来裨益。

感觉食谱可以成为一种强大的行为工具。如果它的设计和实施得当，可以帮助我们预防许多具有挑战性的行为，包括自我刺激和自虐行为。让孩子有规律地进行感觉体验，可以帮助他们集中注意力、学会关注和互动。当孩子感到更舒服、更能控制自己时，就不会那么焦虑了。

感觉食谱的主要目的之一是通过满足神经系统的感觉需求，来预防感觉和情绪的超负荷。然而，它还可以作为一种恢复技术。在孩子不知所措和失控时，了解孩子的感觉需求，或能产生平静反应的感觉特征和活动，会带来很大的帮助。我们应该教会成年人，如何在看到孩子不知所措或正在接近"崩溃"边缘的时候采取紧急措施。儿童感觉处理系统需要帮助的常见表现有：行为荒诞、兴奋、制造噪音、漫无目的的奔跑或踱步。这些行为可能会加剧变成重复的刻板行为，包括自我伤害。有时孩子会自动"平静下来"——变得被动、困倦或关注自我。

在家里和教室里实施感觉食谱的方法有很多，但这需要整个团队的通力协作。根据孩子的需要，我们可以把感觉食谱融入到规定时间进行的非常具体的活动中。你可以用下页的表格，列出在日常生活中，提供弥补感觉问题活动的具体时间和方法。

姓名＿＿＿＿

日期＿＿＿＿

时间	日常活动	活动／适应情况	建议
	起床		
	自己穿衣洗漱等自我照顾		
	早餐		
	到学校或幼儿园		
	上午活动		
	午餐		
	下午活动		
	回家		
	晚餐		
	晚间活动		
	洗漱上床等自我照顾		
	睡觉		

对于患有ASD的儿童，使用视觉辅助工具（图片和文字）有助于确保孩子理解他们的日常生活，并能预测他们什么时候会参加哪些活动。感觉食谱活动可以很容易地纳入视觉时间表和选择板。所有活动都必须有一个明确的开始和结束。挂在教室或家里的小海报可以展示一些代表日常活动的图片。图片可以放入写有"完成"的信封中。这种视觉手段可以为孩子们提供帮助，因为它给班级或家庭的环境增添了秩序感和可预测性。

感觉食谱的适应证

学龄前感觉食谱的示例

> 菲利普是一个非常活泼，但说话很少的4岁男孩，这是一份为他设计的方案。他对触觉和听觉也存在感觉防御。他每天要去社区里的托儿所。建议的方案中包括严格规定的部分（每天早晨的放松技巧，每90分钟执行一次Wilbarger方案），以及应该定期为菲利普提供的活动清单。

建议

以渐进式放松练习（见第114页）开始菲利普的一天，帮助他过渡到托儿所的环境中。每隔90分钟执行一次Wilbarger方案，以解决他对触摸和声音的敏感问题。

从下面的活动中自由选择：

- 让他跳到一个小蹦床或旧床垫上、运用转盘凳、摇船、荡秋千、在垫子上蹦跳、"跳进"大箱子和蒲团中、让人躺在他身上、做"热狗"游戏、跳进沙子或雪地里

- 使用跳跃球（柔软的一面）——试着把它们变成"椅子"

- 将把手向下，把球稳定在墙边，或者一个角落里，或者轮胎的内胎中

- 定期介绍攀岩玩具、滑梯、隧道和大石块

- 使用平衡木

- 为锻炼运动企划能力创建障碍课程

- 参与跑步活动，或者让孩子去办一件事情

- 做开合跳

- 做墙壁俯卧撑（可站在门框内，将门框"向外推"）

- 在一个大桶里装满水，然后试着提起它，把水倒出来

- 两手抓住攀吊架，从一头荡到另一头

- 骑自行车等骑行玩具；在目的地设置一个可以"撞进去"的大软球或沙袋

触觉活动

- 每天提供干燥的感觉游戏材料（大米、沙子或豆类）

- 把喜欢的玩具藏在感觉游戏材料里——在游戏前和游戏中"捏"双手

- 每天都要击掌！！

- 在沙子或盐上面画画

- 提供治疗用的软管或弹力带、治疗用的橡皮泥、噗嗤球、装满了玉米、大米和面粉的橡胶手套

- 进行手部按摩

- 参加在各种地板表面行走的手推车游戏

坐下／围坐时的办法

● 在围成一圈坐下后，让工作人员在他的背部、臀部进行深层触压

● 运用加重的膝上玩具（制作这种玩具的方法参见第九章）

● 让孩子边听讲边静静地拿住减压玩具（压力球、振动笔）

● 鼓励他采取更具挑战性的身体姿势（高跪姿、俯卧，半跪；以此增加镇定和本体感觉的输入）

● 让他坐在软垫椅或沙袋椅上、坐在教职员的大腿上、靠在靠枕上、坐在楔形坐垫上

● 提供需要用嘴吹的玩具（如，卡祖笛、口琴、吹纸笛卷玩具等。）

● 确定他自己的"位置"——用洗衣篮、方地毯或类似的东西

● 确定他的空间

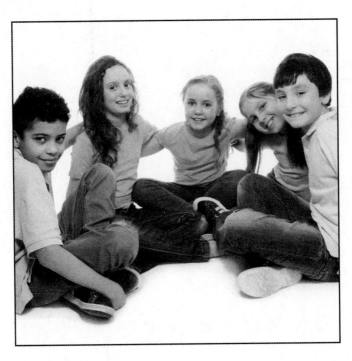

观察感觉食谱带来的变化结果

菲利普开始喜欢上了日托班，因为他的焦虑和对不受控制活动的需要减少了。他

变得更加平静，很容易完成过渡阶段。他在家里刷牙洗脸时也不再抱怨。而且，需要特定活动时，他会找出感觉图片，比如玩一个大球。菲利普感觉食谱中包含的许多活动，都是已经成为课堂常规的一部分。同学们也高兴地让菲利普参加很多活动。而他很快就能更好地与同龄人交流，因为越来越熟悉小朋友接近他的感觉，不再感到不舒服了。

一般的平静、组织和觉醒技巧

下面列出一些有助于平静、组织或让神经系统觉醒的方法。但该清单只能作为一般的指导方针，因为让一个孩子平静下来的活动可能会引起另一个孩子的警醒。

这些策略可以结合到感觉食谱中，也可以用来处理具体的情况。

有助于平静下来的技巧

感觉舒缓或平静的体验对每个焦虑的孩子都是有益的，而对那些感觉防御的孩子来说尤其有用。它们有助于放松神经系统，并能减少对感觉输入的过度反应。

- 提供温水或略温热的沐浴

- 给予深层触压按摩，进行舒适的背部按摩

- 进行关节按压

- 让他坐在睡袋、沙袋椅或大枕头上

- 为年幼的孩子提供毛毯（温暖适中）或襁褓

- 引导孩子做伸展运动（主动和被动）

- 让孩子依偎在睡袋、沙袋椅、软垫地板座椅、儿童感官椅或救生衣里

- 给肌肤以紧实的压力和肌肤间的接触

- 慢慢的摇动——可以使用摇椅，也可以在大人的膝盖或手臂上，或者以头对脚的方向躺在大人的肚子上（有节奏的运动）

- 用毯子慢慢地来回摆动

- 提供莱卡/氨纶的衣服

- 让孩子穿一件氯丁橡胶背心、紧身背心救生衣

- 提供加重背心或加重披肩

- 提供一条能放在膝盖上玩的玩具蛇（制作方法参见第九章）

- 营造薰衣草、香草、香蕉或其他舒缓的气味

- 鼓励吸吮

- 营造一个藏身之处，如堡垒或安静的角落

- 提供减压玩具

- 进行渐进式肌肉放松

- 提供白噪音（White noise）或有稳定节拍的轻音乐

- 熊式拥抱（孩子背对你）

- 让孩子抱一个泰迪熊，或给自己一个拥抱

- 握住或拉拽手指

- 减低噪音及灯光亮度（关掉电视、收音机及电灯）

有助于组织的技巧

管理经验可以帮助一名过度活跃或不活跃的孩子变得专注和专心。

- 鼓励孩子吮吸奶嘴、硬糖或卷曲的吸管

- 利用振动——可以用振动枕头、电池振动笔、玩具按摩器

- 参与本体感觉活动（参见第八章的列表），特别是悬挂、推、拉或举起重物

- 咀嚼、吹气（见第八章口腔运动活动列表）

- 提供游泳机会

- 配合孩子的动作，通过唱诵、唱歌或说唱来增加活动的节奏感

有助于觉醒的技巧

觉醒的体验可以帮助对感觉输入反应不足、消极或无精打采的孩子变得更加专注和专心。重要的是确定孩子是否作为对感觉防御的回应处在"关闭"模式。如果是这种情况，就不应该使用觉醒的策略。我们必须密切关注觉醒活动，防止出现刺激过度。

- 营造明亮的灯光和新鲜、凉爽的空气

- 促进快速摆动

- 进行快速、不可预测的运动（在球上、膝盖上或迷你蹦床上弹跳）

- 让孩子喝冰水或碳酸饮料

- 参与冷水游戏

- 跑动——开展捉人、捉迷藏的游戏，或让孩子去做一件事情

- 让孩子坐在太空球椅、水垫或空气枕头上

- 用喷雾瓶将冷水喷在脸上

- 播放大声、快速的音乐和突然的噪音

- 提供有声音和灯光的玩具

- 引入强烈的气味（香水、薄荷等）

- 创造视觉刺激的房间

针对特定问题行为的策略

在下一节中，我们将介绍一些应对常见行为的方法。孩子的有些行为可能是为了寻求或避免感觉输入。

第七章"提高自我照顾能力的好办法"中，包括了与日常自我照顾有关的特定行为的策略（食物质地问题、理发等）。

感觉寻求行为

许多孤独症儿童渴望感觉输入，似乎对某些类型的刺激有着永不满足的需求。感觉输入的座右铭就是"满足需求"。一般来说，这是一个很好的建议。但有时，寻求感觉的行为所得到的感觉输入对管理来说并不是最完美的，或者不是平静的，或者是不为社会所接受的。这就需要我们改变行为的方向，始终以社会最接受的方式提供输入。

咬牙和磨牙

为什么？

孩子可能对这种输入不敏感，并且不知道这是在伤害自己。磨牙只是作为一种让自己平静的方法。这种情况也出现在平衡感差的孩子身上，也许是为了让自己保持稳定。

试试这种应对策略：

为下颚肌肉、口腔及触觉区辨体验提供强大的感觉输入，作为感觉食谱。孩子可能喜欢咬饮料吸管来缓解压力和让神经系统平静。不管你使用哪种策略，只要保证在所有环境下都能使用它，就会收到最好的效果。这样孩子就能总结出一个应对的策略。

我们应该找出导致孩子咬东西的环境因素（前因）。如果攻击性行为的根源是对声音、触碰或运动的感觉防御，那么就试着确定这种感觉的敏感度并消除它，或者让孩子尽量少接触这种有害的感觉输入。对孩子提出告诫，并教给他们应对的方法，使用Wilbarger方案减少感觉防御。

你可以试试的另一种口部按压技巧：将食指和中指平放在上唇和鼻子之间的位

置，轻轻但坚定地按压，使孩子受到深层触压。

跑、旋转或寻找运动感

为什么？

跑、旋转和其他运动提供了强烈的前庭觉和本体感觉刺激。

试试这种应对策略：

通过适当的强烈前庭和本体感觉输入提供感觉食谱。学龄前儿童喜欢玩捉人游戏或"来抓我"游戏；大一点的孩子可以绕着跑道跑、参加接力赛、滑旱冰，或者寻找其他方法来修复前庭感觉（参见第八章"粗大运动活动"）。

碰、撞和贴身

为什么？

这些活动提供舒缓的本体感觉、前庭和深层触压输入。如果孩子对疼痛有很高的耐受力，可能需要非常强烈的刺激才能产生一些感觉。但是我们应该排除这些行为是由耳部感染导致的疼痛引起，因为孩子可能无法说出疼痛的准确部位。

试试这种应对策略：

解决疼痛的来源（如果有局部感染或其他疾病，应该进行适当的治疗）。考虑采纳Wilbarger方案以减少感觉防御。如果孩子喜欢撞头，可以戴上加重的帽子、或自行车头盔来让他平静下来。

击打、拍打、掐、挤压、抓和拉

为什么？

手与身体其他部位相比可能非常敏感，手掌的感觉输入可能有助于克服轻触带来的疼痛反应。

试试这种应对策略：

学习一些能够获得深层触压/或让肌肉负重的其他方法。例如，一个孩子可能会使劲拖拉椅子，非常用力地按压课桌，或者两手紧紧地握在一起。你可以试着进行手部按摩。使用Wilbarger方案减少感觉防御。让治疗师帮你挑选一个合适的减压工具包（参见第九章）；孩子可以随身带着这些玩具，随手可以玩。你也可以让孩子试着戴上各种能形成压力的手镯、腕带和表带。而且，能产生振动的玩具也有一定的用处。

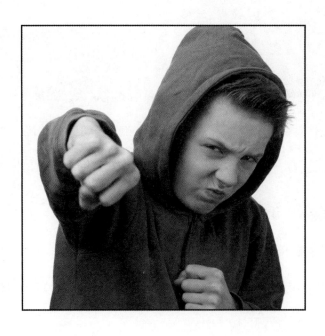

玩唾液

为什么？

这种行为能够给嘴、手指和摩擦点提供触觉输入。嘴是人体感觉最敏感的器官。那些正在发育通过手来接受和准确处理触觉输入能力的孩子经常会利用嘴来寻找感觉输入。当你提供一个旨在增加嘴部感觉寻求行为的方案时，一定要包括手部的活动，来提高接收和处理触觉输入的准确性（参见第八章）。如果孩子似乎在用唾液作为视觉输入，那么就要增添一些其他的视觉工具，或者更强大的视觉游戏的机会。

试试这种应对策略：

通过感觉食谱增加一天中获得嘴部和触觉体验的机会（参见第八章）。

抖动

为什么？

这种身体关节和肌肉的抖动给手腕、手臂和肩膀的肌肉和关节提供了本体感觉。这种通过抖动来让自己平静的感觉可能是感觉超负荷的表现。

试试这种应对策略：

通过感觉食谱在一天中增加本体感觉体验的机会。

使用Wilbarger感觉防御减敏治疗方案减少感觉防御。试着做做墙壁俯卧撑、双手跳跃、攀爬和推独轮车的游戏（也可以让孩子肚子贴在理疗球上，然后用手行走）。在选择玩具时，一定要让手有"沉重的工作"（参见第八章）。

重复性游戏

为什么？

身体意识和协调能力较差的儿童，往往运动企划能力也不好。而重复性游戏只建立在现有技能的基础上，不需要复杂的运动企划。孩子在每次玩不同的游戏时，必须要做好改变的准备。孩子必须积极地参与到环境中去，为运动和玩法做出企划。这可能会给孩子带来压力和困难，他们可能会"困在"特定的动作中，此类游戏可能会满足视觉上对图案或秩序的需求（比如，给小汽车排队）。

试试这种应对策略：

培养孩子粗大和精细运动的技能（参见第八章）；让他们玩需要图案化的玩具（如拼图、多米诺骨牌、乐高、串珠、七巧板），因为图案可能让他们觉得心情舒缓。

喜欢闻东西

为什么？

你的孩子对气味的敏感度很可能很低，因此要寻找很重的气味。别忘了，嗅觉是与生俱来的，它是孩子明确的信息来源。喜欢闻东西的孩子不会顾忌他人的私人空间，因为闻东西时必须离得很近。

试试这种应对策略：

在感觉食谱中提供其他以气味为导向的体验（例如，乳液按摩）。给孩子准备一个气味盒，里面装着不同气味的瓶子。如果孩子对清洁产品有癖好，可以鼓励他们在大人的监督下，每天做一些清洁家务。把一个瓶子冲洗干净，装上带颜色的水，然后加入他们喜欢的强烈气味。

自慰

为什么？

这种行为提供了孩子可以承受的强烈触觉刺激。很多存在触觉处理困难的孩子，更容易处理触摸生殖器的感觉，因为这种反馈十分强烈。而且，这种反馈也是可以预料的。他们能够快速学习动作，并成功地不断重复。一个简单的动作就能产生强烈的感觉输入。另外，自慰还是一种有节奏的动作，而节奏能让人感到平静。

试试这种应对策略：

利用感觉食谱来丰富一天的平静触觉体验。提供准确处理身体其他部位感觉输入的机会。利用加重的衣服或用弹力绷带把自己紧紧裹起来，假装自己是木乃伊，在孩子身上滚动治疗球或枕头（通常需要施加自己的体重），或者让孩子钻进装满了塑料球的桶，利用这些方式增加深层触压和平静输入。给女孩子更换座位，让她们不要坐在地面上，离开"W"位置，男孩应该靠近桌子，桌面可以让他们摸不到生殖器区。使用Wilbarger方案减少感觉防御。

异食癖（含着或吃不能吃的东西，如泥土和石头）

为什么？

这种吃非食用物体的习惯，通常会给没有注册感觉的孩子带来强烈的触觉和本体感觉。它还可以将振动传递到下颌，这可以刺激对振动敏感的前庭系统。

试试这种应对策略：

提供具有丰富的前庭和本体感觉的食谱。使用Wilbarger的嘴部方案对下颌施加压力。给孩子找一些能振动嘴部的玩具。每天定时用一些松脆的东西作为替代品，进行口腔刺激。

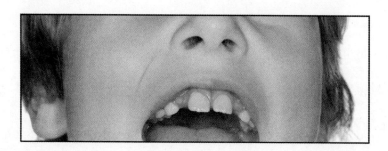

感觉回避行为

避免某些感觉的孩子通常存在感觉防御，以此保护神经系统不会感觉超载。回避反应有很多种，但我们仅讨论感觉统合方法能很好治疗的常见行为。

脱衣服

为什么？

这只是一个表象，它告诉我们，衣服给孩子的皮肤造成了不舒服的触觉输入。

试试这种应对策略：

建立感觉食谱，在一天中提供平静体验的机会。找一些柔软的衣服，或购买旧衣服，或者确保衣服在穿之前洗干净。

让孩子自己参与购物，选择自己喜欢的衣服，并从中不断了解他们认可的衣物特征。

避免目光接触

为什么？

儿童避免眼神接触的原因有很多。我们可以考虑这些感觉上的因素。与直视相比，用余光看东西的压力会小一些。孩子很难同时处理视觉和听觉输入，所以会把目光移开，以便更准确地处理听觉输入。我们可以把用余光看东西看作是一种视觉寻求行为。许多ASD患者都像是一台"单通道处理器"，几乎不能同时处理视、听感觉。

试试这种应对策略：

在一天的感觉食谱中增添平静体验的机会，从而降低总体感觉防御，同时还需运用Wilbarger方案。与孩子周围的人建立信任关系。利用各种技巧脱敏——教会孩子照镜子，看镜中自己的形象，然后逐渐凝视自己的眼睛。通过建立孩子的优势和兴趣（对形状视觉图案的爱好），指出人的眼睛和鼻子（在用直线连起来时）是怎样构成一个三角形的。如果孩子看到嘴巴是一个椭圆形，脸也是椭圆形的，就会对眼神接触不再感到恐惧。对于不能直视的孩子，告诉他们什么样的身体姿势表示在倾听（如有人在讲话时，手不能乱动）。

害怕乘车、荡秋千和所有强加的运动

为什么？

孩子回避强加的运动说明他非常害怕。

试试这种应对策略：

在一天的感觉食谱中增添平静体验的机会，从而降低总体感觉防御。应该把循序渐进地引入不具威胁性的前庭活动作为长期的治疗目标。在运动中提供本体感觉，帮助孩子减少恐惧和焦虑（参见第八章）。鼓励父母把车朝前开出车道，这样孩子可以用视觉知道在运动（向后开会让他们害怕）。如果孩子坐在车里，转弯和停车之前要提醒他们。给孩子准备一个有衬垫的安全汽车座椅，它可以提供充足的压力。也可以咨询治疗师，或在前庭治疗方面有专长的理疗师。

害怕楼梯或害怕在不同的表面上行走

为什么？

一些孩子对重力存在不安全感。他们对高度和重力非常敏感，平衡和姿势反应可能还不成熟。

试试这种应对策略：

与前面的例子一样，最好循序渐进地引入一些不危险的前庭活动。

不愿意去触碰摸上去有感觉的材料

为什么？

这是很常见的触觉防御现象，因为手上的触觉感受器特别丰富。一般来说，材料的温度和湿度会影响他们的承受能力。

试试这种应对策略：

在一天的感觉食谱中提供平静触觉和其他体验的机会。当演示触觉游戏时，使用深层触压（有关触觉活动，请参阅第八章）。触摸前按摩双手可能会有帮助。

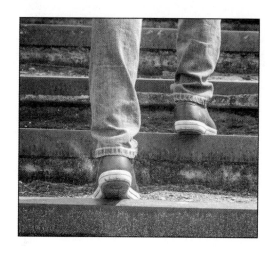

很少用手去抓握东西

为什么?

这是触觉防御的另一种常见表现。此外，正如Hanschu和Reisman所述（1992年），"如果缺乏运动企划，手就会变得漫无目的"。 如果不用手抓握东西，尤其是不存在触觉防御时，就说明身体的本体感觉功能很差。

试试这种应对策略：

建立更多本体感觉的体验，让双手发挥作用——开门、攀爬、抓住秋千上的绳子等。通过触摸不同的质地进行脱敏（如，动觉沙）。

听觉敏感

为什么?

对声音的敏感性可能与对语言的敏感性不同；应该排除听力问题和耳部感染。

试试这种应对策略：

通过感觉食谱降低总体的感觉防御。帮助孩子控制自己所处的环境（比如说，当她感到过度兴奋时，能发出提示或用语言表达吗？她能忍受耳塞或随身听吗？）。告诉孩子声音的来源，让他们安心。嚼口香糖或其他强烈的颚部本体感觉输入可以与外部噪音竞争，使神经系统平静下来。出于同样的原因，减压玩具也可能有所帮助。教给孩子放松的技巧（参见第五章）。考虑进行听觉统合训练。进行听力治疗（Eaze-CD）。家长们准备一张写着"故障不能使用"的标志，当孩子在公共卫生间时，把标志放在烘手机上，以免发出噪声。

儿童的放松训练技巧

放松训练可以帮助我们每个人应对压力和焦虑。ASD患儿每天都会面临很大的压力。Groden（1998）的最新调查表明，新情况、家庭或学校的变化、季节更替、强烈的情绪（甚至极度兴奋、幸福、忧虑或愤怒）都能引起焦虑和压力。

我们采用简单的线条图就能有效地教给孩子们放松技巧（Doan 1994）。对于ASD患儿，这些技巧一般需要稍作修改。如果孩子的身体意识差、运动企划能力受损，那么使用听觉、视觉和运动模仿的传统放松技术或许就收效甚微。

而感觉统合可以用来修改传统的渐进式放松计划。我们可以很容易地把触觉和本体感觉的提示或玩具添加到方案中，通过提高感觉反馈来增加成功率。诸如，挤压球之类的玩具可以帮助儿童解决运动企划问题，因为它们能给所需的运动设定一个明确的目标（如，用膝盖挤压球）。

在孩子第一次学习深呼吸时，吹口哨或其他吹气玩具都能促进学习的效果。而有的孩子能对"憋住气"等口头做出反应，这是他们在游泳课上学到的。年仅四岁的孩子就可以学会这种技巧，而且在日常生活或提示下运用得得心应手。而年龄较大的孩子需要学会监控自己的压力水平，并在需要时运用放松技巧。

渐进式放松是一个按顺序进行的训练。由于排序是运动企划缺陷孩子常见的弱项，一本书或一张卡片的格式可以帮助学生遵循指示。孩子们学习遵循图示指令，然后翻到下一页，进入下一个指令。 为了成功地减轻压力，必须学习放松技巧，然后在各种环境中定期练习。该工具已经在许多学校、工作和家庭环境中使用过，并且已经成为自我调节课程中关键的内容。

图示指令：

下面四页包含六张图片，你可将它们打印下来，剪开并放入小相册中。也可以根据需要稍作修改，并在第六张图片中加入奖励或激励的办法，制定出你自己的方案。该图改编自Doan（1994）。以下是渐进式肌肉放松的示例。当然，我们还有很多其他的放松工具，包括正念训练和瑜伽。

有很多资源可用来促进ASD儿童的自我调节（参见第九章中列出的资源）。

A.准备一幅画或写下奖励的方法，尤其是对于初次学习的孩子。比如说，可以奖励一个感觉玩具，或者小点心和饮料。或者，奖励他们去跑一跑、跳几下、荡荡秋千什么的都行！

B.大声朗读并示范，让孩子学会按照第一张图上的指令去做。比如，"握住球并紧紧挤压"。跳到奖励那一页！

C.逐步地将页面添加到序列中，直到孩子能够阅读整个故事并在帮助下一步一步地执行所需的操作。然后逐渐去掉提示——挤压球、使用手、使用吹气玩具。

D.告诉孩子焦虑或过度兴奋时是什么样子（"我是否抬起肩膀，咬嘴唇，哭泣，感觉心跳加快，开始发出声音?"）。

E.教会孩子认识自己的情绪（例如，沮丧）。教会孩子用口语或图片来命名这种情绪。

F.帮孩子把用来平静情绪的放松技巧联系起来。本书中的放松技巧可以制成图片卡，在你孩子的图片交流系统中使用。

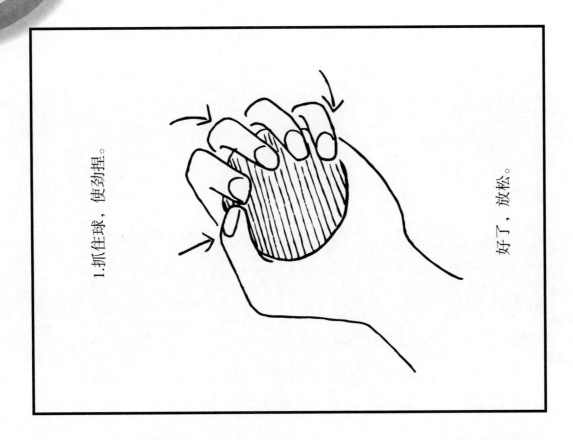

1.抓住球，使劲捏。

好了，放松。

我的放松手册

[贴上孩子的照片]

姓名：＿＿＿＿＿＿＿＿

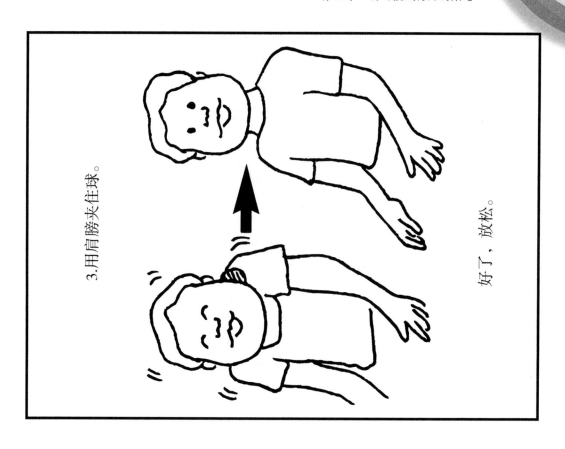

3.用肩膀夹住球。

好了，放松。

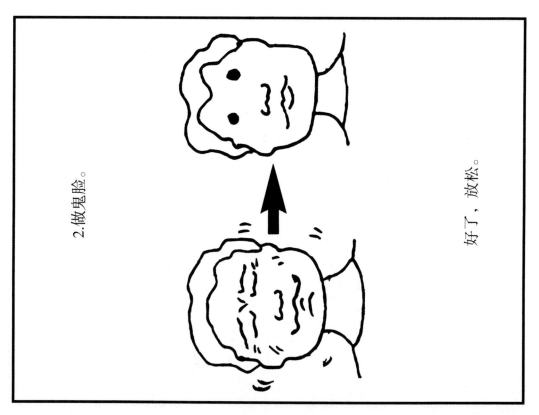

2.做鬼脸。

好了，放松。

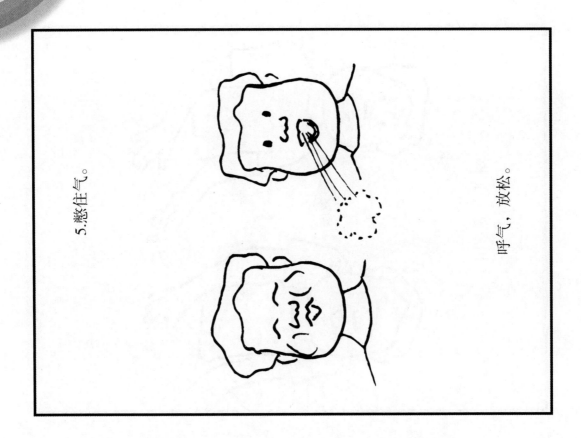

5.憋住气。

呼气，放松。

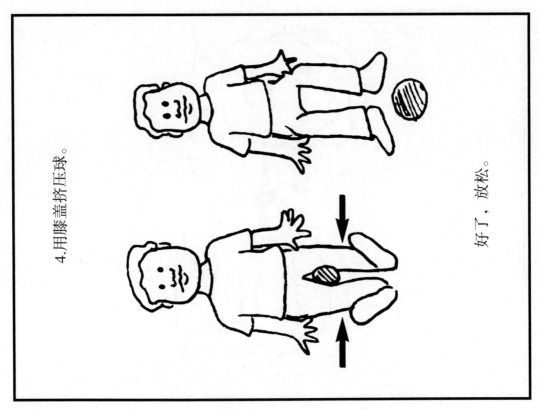

4.用膝盖挤压压球。

好了，放松。

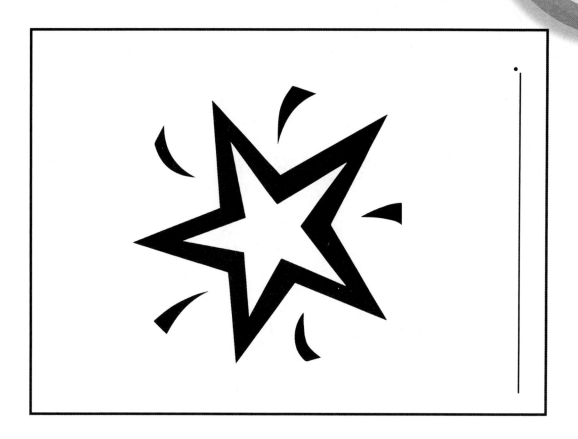

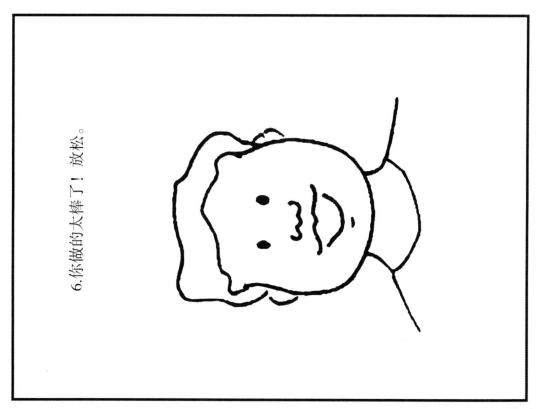

6.你做的太棒了！放松。

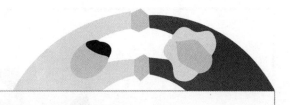

第六章

提高自我照顾技能的好办法

对于大多数孤独症儿童来说，世界是如此深不可测。

孩子们可能无法有效处理自我照顾时从身体和环境中接收到的感官信息。因此，在自我照顾技能方面为ASD患儿提供帮助非常重要。因为这些技能他们每天都会用到，如果受到挫折，就会成为压力的来源。自我照顾的活动包括使用毛巾、牙刷、梳子和肥皂等。孩子不但要有运动企划能力，而且步骤顺序也应该正确，比如说洗头前先涂好洗发水。如果步骤顺序错了，就不能完成这个任务。因此，我们就要注意这些任务，并在一旁加以关注，确保孩子能够完成它们。

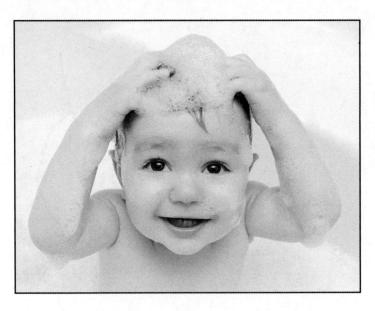

> 亚莉克希亚很讨厌妈妈用毛巾给她擦干头发。每次擦头发时，她都会难受地蜷缩着。这是一个对感觉输入过度敏感的例子。她把触觉输入看作是一种痛苦而加以抵制。

有些孩子则对感觉输入反应迟钝。他们会从环境中寻找更多的输入，或者对感觉输入视而不见。

> 瑞恩好像根本没有听见爸爸叫他吃饭。爸爸每次都要拍拍他的肩膀，告诉他该吃饭了，这才能引起他的注意。

而且，大多数孩子对感觉输入的反应并不是一成不变，有明显的波动性，这就给我们带来了更大的挑战。有时他们对感觉输入非常敏锐，可有时又变得十分迟钝。这种孩子很难调节对感觉输入的反应。

压力、睡眠、饥饿、口渴或身体疾病等其他因素也会损害儿童处理感觉信息的能力。倘若解决了这些问题，就可以更好地支持孩子的功能，包括感觉处理。

ASD患者不是总能适应环境的感觉输入，但我们可以给他创造一种可以预料的安全环境。可预料的环境和方法有利于缓解焦虑，让孩子最大限度地进行感觉处理、互动和学习。而为孩子创建学习环境的关键是把它融入日常且持之以恒。孩子可以在这种环境中感到安全，有动力去承担必要的学习风险。

本章中为你提供了一些基本策略，以及专门适合日常生活和活动的具体策略。而这些策略又分为感觉策略和一般策略。

在你照顾孩子的过程中，如果不逾越他们的承受范围，就能和他建立起相互信任的关系，一定要记住这一点。而良好的信任关系可以缓解情绪上的压力。如果你提供的环境和其中的一切，能以非常灵活的方式满足孩子的需要，那么孩子就会放松心情，解除警惕的心态，开始学习！但愿你能很好地运用这些策略，祝你好运吧！而且，我们也希望它能给你带来帮助。

睡眠

如果一个人睡眠好，第二天会发现整个世界都变得充满活力。如果孩子的睡眠模式不良，就会导致睡眠不足、睡眠受到干扰，或者深睡眠时间不够。这样的话，早上起床就比较困难。执行这些策略的方法没有对错之分，只要它适合你的孩子，就是正确的。无论对孩子还是你来说，改善他的睡眠模式都是一个事半功倍的好事情。深层触压和温度适中可以让神经系统舒缓，一定要记住这一点。

感觉统合策略

本体感觉（深层触压）

- 睡前按摩和/或按压关节（可以使用爽身粉或乳液）

- 使用重一些的毯子（马毯、以及缝有重物的毛毯）

- 在孩子的手腕/脚踝上戴上一些重物（戴着它睡觉）

- 提供抱枕、连身袜、睡袋

- 使用褛裤

- 睡觉时给他们穿上紧身睡衣（紧身运动服、骑行用的紧身短裤/紧身上衣等）

- 用理疗球从孩子上背部开始按压到脚部，然后在从脚部返回到背部

- 把被单塞到床垫下面，使床很紧

- 用常规的方式提供背部按摩、熊式拥抱和毛巾按摩

- 用抱枕为孩子创造一个小"峡谷"，让孩子睡在里面，或者让床垫稍微离开墙壁一点，让床垫的一边、弹簧床和墙壁之间形成一个"峡谷"（把抱枕放在合

适的被单下面，让它不移动）

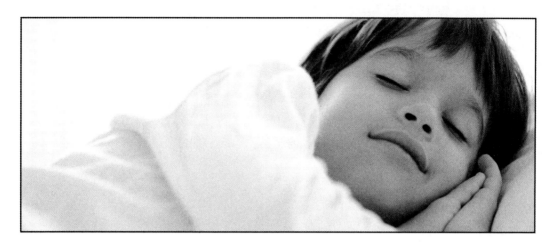

- 孩子睡在吊床上或秋千上

- 在上臂、大腿和脚踝上使用压迫带

前庭觉方面

- 如果孩子恐高，把床垫放在地板上

- 如果难以改变头部的方向，就把孩子抱在枕头上

触觉方面

- 提供质地能让孩子接受的紧身衣

- 提供柔软的床单/毯子——法兰绒或高支棉布（有的孩子出汗调节功能不良，需要使用棉布等吸水性好的材料）

- 给孩子一个很柔软的枕套

- 检查接缝处，并且确保弹性材料覆盖在柔软材料的下面

- 把床单铺在床上之前，先把它们扔进烘干机；有些孩子对温度很敏感，喜欢暖暖的床单

- 给孩子一个柔软的玩具抱着睡

- 尝试不同类型的睡衣：紧身、弹力、宽松、丝质、法兰绒或棉质睡衣

● 避免穿有蕾丝边或连脚的睡衣,因为它们可能会刺激孩子的触觉防御

视觉方面

● 墙壁的颜色最好是中性

● 使用遮光窗帘来遮光

● 提供一个漫射光的夜灯(不会投射阴影)

● 在床上搭个帐篷挡住光线

听觉方面

● 使用白噪音机器来掩盖夜里的其他声响

● 使用空气净化器来产生白噪声

● 播放一段爸爸妈妈唱歌的录音

● 播放孩子最喜欢的慢节奏音乐

● 关上窗户

● 用安静的声音讲故事

嗅觉方面

● 准备一个带有妈妈或爸爸气味的枕头

● 在房间里提供熟悉的气味(可能需要关上窗户)

其他策略

● 保持每天睡觉前的常规的程序(如洗澡、刷牙、讲故事、睡觉)

● 当孩子睡着时,要把孩子喜欢的物品一直放在孩子身边,因为晚上醒来时,他们可能会找它

● 保持房间的整洁

- 睡前避免过度刺激的活动（胡打乱闹、嘈杂的音乐、吃东西）

- 睡觉前去好洗手间

- 保持直观的作息时间表

- 讲一些关于就寝时间的社交故事

入睡和醒来是我们每天都会经历的两大转变。我们需要很长的时间才能进入梦乡，醒来也不是一蹴而就的。由于神经系统是慢慢苏醒的，所以应该让它逐渐地接受感觉刺激。下面是我们建议的起床程序，它可以逐步地加强神经系统的感觉，给它留出充分的时间做好调整。我们的实践发现，它能让很多孩子高高兴兴地起床，不再有"起床气"。

从睡眠中醒来——早上 7 点 30 分

早上7点——播放舒缓轻柔的音乐，音量很低，家长离开了房间

早上7点10分——拉开窗帘，让阳光逐渐充满房间，父母离开房间

早上7点20分——家长拿着一个理疗球进来，轻轻地在孩子身上滚动（可以做按摩、关节按压、挤压）

早上7点30分——完全清醒！

有些孩子醒来后感到很饿或口渴，可以让他吃点零食、喝点水，使他们保持愉悦。

穿衣

穿衣需要用到很多技巧；比如：感觉处理、视觉感知、运动企划、平衡、大动作及精细动作技能。孩子自己穿衣不但有利于培养真正的掌控感，而且还利于他的自尊心。

感觉统合策略

本体感觉

- 鼓励在穿衣前进行深层触压，以降低触觉敏感性

- 试着用乳液、身体挤压、关节挤压、跳跃、俯卧撑和波比跳等方式增加身体意识

- 安德玛（under armor）是一种能增加身体压力的内衣，可穿在衣服里面（也可以让孩子穿紧身衣或骑行用的短裤）

- 如果体位变化让孩子害怕，穿衣服时就不要改变体位（刚学会走路的孩子可以站着换尿布）

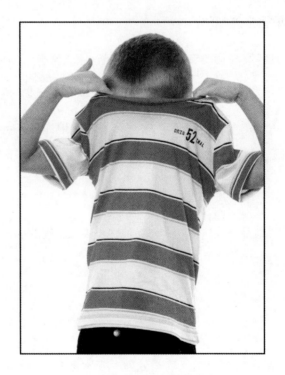

前庭觉方面

- 如果孩子在平衡方面有困难，可以让他们坐着穿衣服

- 由于前庭神经敏感，孩子在穿衬衫时，可能不会改变头部的位置；确保稳定的坐姿

● 弯腰穿袜子也很有挑战性；确保孩子的体位稳定，减少对摔倒的恐惧感

● 抬起一只腿伸进裤腿也需要很好的平衡能力。如果觉得这样做有困难，可以坐在椅子上，把两只腿伸进裤腿，然后站起来提上裤子。

触觉方面

● 如果孩子对质地很敏感；买一些你知道他们会喜欢的衣服（让孩子在学校里穿着有些不搭调但心里感到舒服的衣服，要比看起来很漂亮但让他们心烦的衣服更重要）

● 让孩子一起去买衣服，并观察他们喜欢的衣服/鞋有什么共同的特点

● 让孩子的衣柜里满是舒适的衣服

● 鼓励在穿衣前进行深层触压，以降低触觉敏感性

● 把内衣反穿，防止被接缝和标签划伤

● 让孩子穿已经穿过的衣服，比如旧衣服

● 把新衣服先放进洗衣机洗几次，然后再拿给孩子穿

● 通过按摩头皮，在镜子前戴帽子的方法，改善对帽子的接受程度

● 如果孩子总是脱衣服，可以试试Wilbarger方案和按摩缓解感觉防御

● 如果孩子的脚很敏感，可以把袜子反穿，先把鞋子洗软再穿，试试绑带式的鞋子，可以更有效地收紧

● 从衣服上剪下标签，或者买采用印刷标签的衣服

● 确保衣服合身，当孩子改变姿势时不会划伤皮肤

● 应该注意孩子喜欢的袖子和裤腿长度

● 选择羊毛等较软的面料，而不是牛仔等较硬的面料

● 在烘干机中烘干衣物，使其变软，降低硬度

● 让孩子穿三角内裤而不是四角内裤；因为它们更合身

- 冬天里，寒冷的衣服和靴子会让人感到潮湿；应该烘干机或使用吹风机加热

视觉方面

- 如果孩子难以用眼睛引导运动，鼓励他们用另一种方法来补偿，例如用触觉

- 尽量减少视觉负担，不让他们分散注意力；穿同一颜色的衣服

- 注意纺织品上的图案及它们可能带来的注意力分散

- 孩子会很主动地穿有自己特别喜欢的人物或角色图案的衣服

- 在镜子前穿衣，增加视觉提示，帮助运动企划

听觉方面

- 注意纽扣、拉链、扣环和整体皮带在穿戴过程中产生的声响

- 注意纺织品的噪音（尼龙织物摩擦时会发出噪音）

- 注意环境中嘈杂的声音

嗅觉方面

- 对于气味敏感的儿童，用无味洗涤剂和织物柔顺剂清洗／干燥衣物

- 如果你的气味能让孩子感到舒适，可以把你们的衣服放在一起

其他策略

- 在镜子前穿衣，增加视觉提示，帮助运动企划

- 把穿衣任务分解，让孩子完成最后一步，逐渐地完成倒数第二步，倒数第三步

- 使用音乐/歌曲/节奏来促进运动企划

- 如果孩子在开始行动有困难，你可以开始一项任务，然后让他来完成（如，拉上拉链）

- 采用扩大沟通策略（augmentative communication strategies），让孩子更了

解任务和脱衣服的后果

● 使用图片符号和图片条来帮助孩子按顺序穿衣

● 自己当模特拍摄视频，教给孩子穿衣服的技巧

● 如果孩子喜欢把手插在裤子里，可以试试给他们一些减压玩具，让他的手有事可做

● 如果孩子分不清鞋子的左右脚，可以在左鞋的内侧画一个小圆点，在右鞋内侧相应的位置也画一个圆点

● 整理好抽屉和壁橱，让孩子可以自己选择衣服

● 把衣服挂在一起／整理好，这样就很容易挑到相配的衣服

● 为季节变化做好准备；跟孩子讲述它们，并做好准备，使用社交／视频故事来解释季节的更替

● 为有精细动作障碍的儿童提供带尼龙搭扣的鞋子，而且在拉链上提供搭扣

● 如果孩子长大后，很难买到带搭扣的鞋，可以让鞋匠帮你改一下鞋子

● 前一天晚上整理好衣服，把衣服放在床上

● 鼓励你的孩子把衣服放好，这样他们就知道它应该放在哪里

● 如果孩子平衡有困难，让他坐下来穿上袜子和鞋子

● 有颜色代码的衣服，可以帮助孩子识别出左右

● 在孩子的衣服上贴标签，帮助他们认出丢失的物品

● 一边穿衣一边唱出音阶

● 试着给布娃娃和泰迪熊穿上衣服，并练习系紧衣服

● 试着反向顺序练习，比如说让孩子完成最后一步，逐渐地让他完成倒数第二步、倒数第三步等

● 示范做出错误的动作，并改正。让孩子明白，作为一个成年人也会犯错误，可以让孩子认为可以犯错误，并能改正

修饰仪表

我们每天花大量的时间梳头、刷牙、洗澡。干净整洁的外表会更加有吸引力。触觉处理困难、平衡感差、身体意识差，以及运动企划困难都会对我们的仪容仪表产生负面影响。

在可能的情况下，尽量让孩子自己完成任务；这可以帮助他树立自尊心。而且，与让别人触摸相比，神经系统更容易接受自己的触摸。如果有人能成功地协助孩子打理仪表，注意他们是怎么做的。他们用什么触摸方式、洗漱时说话吗、他们站得有多近等等？如果能模仿别人的这些协助孩子修饰仪表的方式，也可能会成功。

或许，患有孤独症谱系障碍的成年人要学习更多的仪表及自身的卫生状况打理，才能适应他所在的工作环境。对一名在医院工作的成年人的期望，当然与古董店工作的人不一样。坦诚、尊重和坦率非常重要。因为患有孤独症的成年人可能无法从同事那里获得涉及他个人卫生状况的非语言信息。

提高自我照顾技能的一般策略

- 使用交流支持（社交故事、视频故事、图片和图片符号）

- 使用倒数或正数刷子次数的方法（比如说，梳头时，左边5下、后面5下、右边5下）

- 使用视觉辅助来增加孩子对任务的理解（图片符号、时间表、序列纸条）

- 通过建立一致性和日常规律来减少压力

- 营造一个整洁有序的环境；把东西放回原处，这样孩子就能更独立地找到它们

- 给抽屉和衣服贴标签，有利于他独立地把东西放好

- 使用适合孩子的平静策略，帮助他们为梳妆打扮做好准备

- 请记住，施加压力的触摸比轻触更有效

- 尽可能减少过多的感觉输入

- 通过生活日常规律来建立可预测性

- 使用激励因素，这样你的孩子就能把注意力集中在他们喜欢的事情上

- 利用节奏和音乐

- 为了支持运动企划，将技巧分为几个小部分，每次教给孩子一个部分

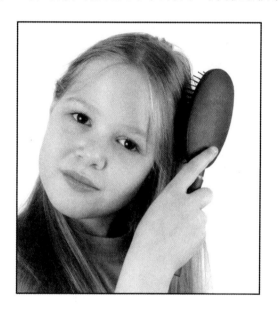

洗脸、洗手和洗澡

感觉统合策略

本体感觉方面

- 使用厚重的毛巾，并在身体上使用按压法

- 把洗发水涂在头发上时，使用压力触摸

- 让孩子在浴盆中穿上骑行用短裤或泳衣，增加压力感

- 在按摩浴缸中提供压力接触

- 如果孩子对触摸敏感，可以用毛巾施加压力和向下按压

● 用柔软、温暖的毛巾把孩子紧紧地裹起来，用力拥抱，把身体擦干

前庭觉方面

● 如果你的孩子害怕和平衡有关的活动，淋浴可能比使用浴盆好一些，因为淋浴时身体姿势的变化较少

● 改变头部位置就会感到不舒服的孩子，不能躺在浴缸中冲洗头发；试着用手拿着淋浴喷头，或者用一块毛巾盖住孩子的眼睛，然后用一个装满水的罐子冲洗头发（有一种只有帽檐的帽子，用来防止孩子在冲洗头发时肥皂水进入眼睛）

● 试试为害怕进出浴缸的孩子们准备一个浴缸扶手（大多数网店都有售）

触觉方面

● 注意水温，并记下你孩子最喜欢的水温

● 让孩子在下水前试试水温

● 选择柔软的毛巾和面巾

● 如果孩子不能忍受在浴缸里水流动的感觉，可以使用淋浴，因为这时的水流方向是一致的

● 利用连接在淋浴头上的按摩工具，在淋浴时为孩子提供更深的压力触感

● 液体肥皂可能比光滑的肥皂更好

● 可以考虑用圆形塑料环戴在孩子耳朵和头部周围，防止水和肥皂流向脸和脖子

● 使用充满挤压和压力的强力毛巾

● 用一条小毛巾擦干身子，因为它更容易操作

● 购买含有微小颗粒的香皂；孩子可能更喜欢它

视觉方面

● 注意浴室中光面金属和水会反射光线

- 有些孩子对浴缸里流出的水很着迷；利用这种兴趣教给它们一些东西，比如说，将茶倒入茶杯中

- 洗澡时弄一些泡泡出来

- 在镜子前擦干头发，有利于运动企划能力

- 如果孩子容易分心，调暗灯光、减少声音

听觉方面

- 为声音敏感的孩子减少声响

- 使用白噪音机器来淹没可能意想不到的声音

- 播放他最喜欢的音乐

嗅觉方面

- 对气味敏感的孩子使用无味肥皂和护发产品

味觉方面

- 小心孩子不要吃肥皂；给他一些零食嚼着玩

其他策略

- 用毛巾或牙刷接触孩子之前，先告诉他一声

- 运用认知准备策略；如，"我们先洗右胳膊，再洗左胳膊。"

- 运用视觉辅助工具帮助孩子理解任务

- 在浴盆里放一些有意思的玩具（水枪、小船、潜水员、能挤扁的小瓶子、肥皂泡、泡泡浴、泡沫肥皂、肥皂蜡笔、旋转肥皂等）

- 用肥皂蜡笔在孩子身上画画，孩子擦掉它们时，实际上就是在清洁自己

- 用管道绝缘材料制作把手，防止滑倒

● 使用音乐和激励因素

上厕所的训练

对于有感觉统合失调的ASD儿童来说，上厕所训练才是一个真正的挑战。成功完成上厕所的动作首先需要接收并意识到有尿意或需要排便的感觉信息。提供这种信息的感觉系统称为内感受系统（interoception system）。然后，孩子还必须建立去卫生间的运动企划，这之后还要克服对卫生间的感觉挑战。

训练孩子上厕所是儿童时期的任务之一，这会有一定的压力，孩子对上厕所的问题往往会有些排斥。千万不要把这个问题上弄成"意志力的斗争"。在没有压力，期望值不高的情况下，这个过程反而会更顺利一些。如果你和孩子都遇到了挫折，不要担心，这再正常不过了。遇到这种情况时，可以放下压力，过一段时间再试试看。肠和膀胱由平滑肌构成，这种肌肉与横纹肌（手臂或腿部）接收到的信息相比，向大脑发送的表示膀胱或肠道充盈的感觉信号很弱，就像在窃窃私语一样。

感觉统合策略

本体感觉方面

● 如果孩子穿尿布，请注意所有感觉信息：触觉、气味和湿尿布重量的增加（布尿布可以比一次性尿布提供更多的感觉反馈）

● 提供一个加重的背心、帽子、膝上玩具蛇或加压背心，让孩子坐得更久一些

前庭觉方面

● 如果孩子在改变头部位置上有困难，鼓励他们坐在马桶上而不是站在马桶前

● 坐在马桶上时，确保双脚踩地

● 如果孩子向下看到马桶的深度感到害怕，可以用白纸巾盖住马桶的洞

● 如果孩子不愿意坐在马桶上，那就尽量保证安全

● 用婴儿马桶座把洞减小一些，或者试试软垫的马桶座

● 把凳子放在孩子的脚下

● 尝试穿戴一件加重的背心、帽子、膝上玩具蛇或加压背心，让孩子坐得更久一些

● 浴缸扶手可以帮助孩子抓牢一些

● 使用分散注意力的东西，比如书、唱歌、音乐和墙上的图片

● 如果孩子喜欢穿尿布的安全感，可以让他在上厕所的时候穿尿布

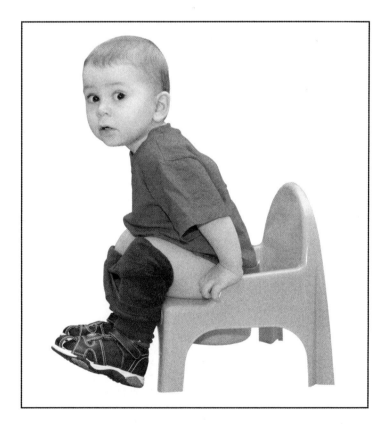

触觉方面

● 如果孩子没有意识到在小便，就让他们脱光衣服；当他们小便时就会理解，并把感觉和后果联系在一起

135

● 如果孩子对卫生纸敏感，可以用尿布或湿巾擦拭；它摸起来更柔软，擦拭效果更好

视觉方面

● 如果视觉输入太刺激，就把灯关掉或调暗

● 马桶里水的反射光可能会分散注意力；试着在马桶里扔几张卫生纸遮蔽水的反光

听觉方面

● 如果噪音太大，试试消音耳机，把吸音毛巾放在浴室里，或者试试耳塞、音乐或自来水

● 马桶的冲水可能会太大，可以先让孩子离开卫生间，再冲厕所

● 对声音敏感的儿童由于害怕冲水马桶，可能无法使用公共卫生间。在可能的情况下，尽量在家里上厕所，或者在包里放上"请勿使用"的牌子，放在其他马桶和烘手机上。离开时在把它们拿走。

嗅觉方面

● 如果孩子不能忍受粪便的臭味，让他们在去洗手间时闻到咖啡的味道（放在一个小容器里）

● 在他们去公共卫生间时，带着一个小盒，里面装上强烈的味道，让鼻子闻不见臭味

● 如果孩子有涂抹粪便的习惯，试着让孩子在看护者的帮助下养成上厕所的习惯。涂抹通常表明孩子对气味极度敏感，而涂抹可能是阻挡其他气味的一种方法

其他策略

● 使用视觉辅助、社交故事或视频示范增强孩子对任务的理解程度

- 尽量让任务充满愉快

- 不要强迫；尊重孩子的忍受程度

- 建立一份记录成功的日记，把成功的经验记录下来，在遇到困难的时候可以借鉴

- 对孩子付出努力和勇气给予表扬

梳头

感觉统合策略

本体感觉方面

- 梳头之前，先从头顶处向下抚摸头发

- 在梳头过程中，让孩子穿上加重背心、加压背心

- 梳头之前，让梳子的表面有力地接触头部

- 向同一个方向施加一致且可以预测的压力

- 可以试试电动发梳（与传统发梳相比，它能带来一致的感觉，孩子更能忍受）

前庭觉方面

- 如果孩子不能承受头部位置的改变，可以让孩子坐下梳头

- 使用镜子让孩子能提前预料到梳头的感觉

- 梳头时，让孩子穿上加重背心、加压背心

触觉方面

- 如果孩子对触摸很敏感，那就用粗头的发梳

- 梳理时，动作要坚实有力

- 让孩子对着镜子，这样他就能知道什么时候开始梳理

- 让孩子自己梳头

- 梳头前先按摩头皮

- 应该记住，吹风机吹出的暖风让人舒服，但也可能会造成问题

视觉方面

- 利用镜子让孩子能预料到感觉

- 应该注意避免有可能从镜面反射表面反射回来的强光

- 调暗灯光

嗅觉方面

- 注意带香味的护发用品；如果孩子对气味敏感，可以使用无味产品

其他策略

- 尽量使用护发素来松解打结的头发

- 如果头发打结，从下面开始梳理，慢慢再梳理发根

- 把头发剪短

刷牙

感觉统合策略

本体感觉方面

- 为了降低敏感度，对牙齿和牙龈施加压力

- 准备刷牙时，先按压嘴唇外侧和下颚

- 试试电动牙刷

- 坚定地施加压力

- 试着对颈部、肩部和身体进行关节按压，为刷牙做准备

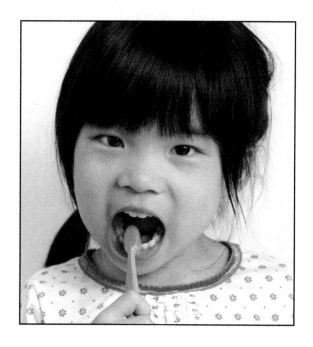

前庭觉方面

- 站在孩子身后，以保持他身体平衡

- 如果你不在场，鼓励孩子把身体靠在洗手池边上

- 如果孩子无法改变头部位置，给他准备好牙刷和清水，或者教给他怎么准备这项任务

- 使用镜子

触觉方面

- 如果孩子非常敏感，可以考虑用毛巾擦拭牙齿

- 如果孩子对触摸口腔内部很敏感，可以试试用于感觉防御的Wilbarger方案（口部程序）

- 先试着使用Nuk牌牙刷，然后逐渐过渡到牙刷

- 购买一支电动牙刷，它带来的感觉比较一致，可能比传统牙刷容易接受

● 温水可能比冷水更容易让孩子接受

视觉方面

● 利用镜子让孩子能预料到感觉

● 应该注意避免会从镜面反射回来的强光

● 调暗灯光

听觉方面

● 振动或牙刷的声音可能需要更多的处理过程；用音乐或倒计时来分散注意力

● 反射的声音可能很难处理；可以试试消除噪音的耳机或白噪音机器

嗅觉／味觉

● 使用味道很淡的牙膏

● 如果孩子无法忍受牙膏的味道，可经常用温水漱口

● 一些对味道反应迟钝的孩子可能喜欢口味较浓的牙膏

其他策略

● 提供视觉辅助，如图片符号、社会故事和视频示范，这样可以帮助孩子理解和企划任务

● 设置一个可视定时器，鼓励孩子刷够一定的时间（一些牙刷可以播放音乐，孩子可以刷到歌曲结束）

● 鼓励经常喝水，这有助于去除残留的食物

● 提供一个脚凳，让孩子能够到水龙头

● 让孩子自己挤出牙膏，能帮助精细运动障碍的孩子独立操作

● 对于精细运动能力正在发育的孩子，用塑料杯漱口比较安全

理发

感觉统合策略

本体感觉方面

- 通过颈部和肩部向头部施加向下的压力

- 用加重的毯子当披肩，或者让孩子穿上加重背心或加压背心

- 用梳子坚定有力地向下梳头

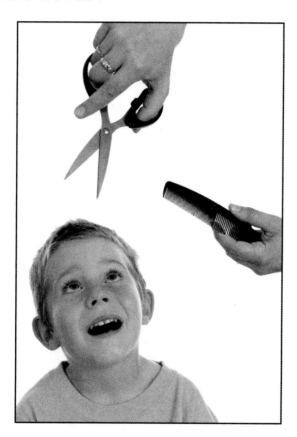

前庭觉方面

- 确保你的孩子坐好，双脚有支撑

- 让孩子从镜子里看到理发的过程

- 如果孩子难以改变头部的位置，应该先告诉理发师，这样他就不会强迫孩子改

变头的位置

触觉方面

- 使用一件好的理发披肩，不让头发掉到衣服下面去

- 理发前运用Wilbarger方案

- 用吹风机吹掉剪下来的头发

- 让触摸可以预料；倒数梳头的次数和使用剪子的次数

- 如果孩子无法承受，不要用推子

- 利用镜子或语言提前告诉孩子要触摸他了

- 用披肩盖住身体，防止水雾接触到皮肤

视觉方面

- 使用镜子让孩子知道哪里的头发被剪掉了

- 如果发廊灯光太亮，可以让他们关掉一些灯

听觉方面

- 试着用耳塞来听音乐，这样可以阻隔电推子的响声（电推子会发出振动声，孩子可能无法忍受）

- 留意发廊里的嘈杂声；如果需要一个安静的环境，你可以赶早去，或者在他们下班之前去

嗅觉方面

- 留意护发产品的气味，对气味极度敏感的孩子使用无味的产品

- 如果发廊里充满了各种气味，制作一个小的香味包，让孩子闻到咖啡、薄荷、柑橘的味道，或者吃他最喜欢的食物

其他策略

- 找一位动作敏捷，思维机敏的理发师；这样做非常值得

- 留意会产生不良刺激的感官输入

- 把预约安排在发廊不那么忙的时候，或者下班之前

- 利用社交故事、视频故事让孩子了解理发的整个过程

- 使用视觉辅助来增加对理发的理解

- 必要时，运用能分散注意力的东西，比如DVD或iPad

- 使用激励因素和奖励

- 邀请发型师上门服务，因为孩子熟悉自家的环境

- 去美容院之前给孩子洗头发，这样可以减少孩子在理发店的时间

- 平时去几次理发店，让孩子看看理发的过程

- 理完发进行一些有意思的活动或给些奖励

- 对孩子的勇气给予鼓励

吃饭

没有比孩子不好好吃饭更让父母操心的事情了。在吃饭方面有问题的孩子，可能对触摸、嗅觉或味觉更敏感。对感官输入不敏感的孩子或许对自己的嘴，以及怎么动舌头和下巴几乎没有感觉。他们可能还无法很好地组织起吮吸、吞咽和呼吸的同步动作。有些孩子需要运动，因此可能坐不了太久来吃完一顿饭。他们吃饭时总是嘴里一边嚼着食物，一边在屋里到处跑。

而有的孩子完全相反；他们用嘴来探索这个世界。能吃和不能吃的东西他们都要用嘴尝尝，有时还会咽下去。在孩子的发育过程中，嘴巴是身体中第一个能够准确解释感官反馈的区域。而随着双手在这方面能力的不断增强，它们会接替对环境探索的

任务。

目前有很多精彩的课程可以供治疗师与家长选择，加深对孩子吃饭难题的认识，并为解决该问题制定出策略。吃饭是每个家庭中重要的社交活动，孩子能够灵活地吃饭（在不同地点吃饭、食物种类丰富），能够为家庭带来更多的社交机会。

感觉统合策略

本体感觉方面

- 用电动牙刷对牙齿、牙龈、脸颊和嘴唇施加压力，为嚼东西做好准备

- 用Nuk牙龈按摩牙刷进行按摩，为吃饭做好准备

- 准备好吃饭的姿势（坐在弹跳球上、父母的膝盖上、摇板上等）

- 让孩子在吃饭时穿上加重背心、加压背心、在手腕或脚踝上施加重量；这样可以让孩子感到更安全，更好地了解身体在空间中的位置

- 撑着桌子或椅子做几个俯卧撑、双手合十再分开，都能让孩子知道身体在空间中的位置

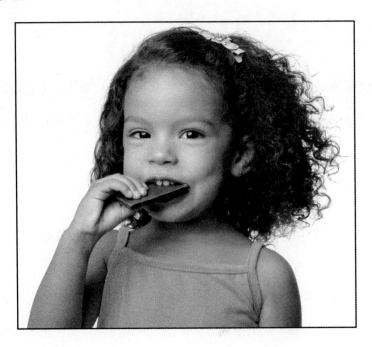

- 如果孩子总是吃的一塌糊涂，可以在吃东西前对嘴唇和嘴巴周围施加压力，并在吃东西前让孩子做一些口腔运动（吹口哨、吹泡泡），促进更好的感官反馈，建立起闭嘴需要的肌肉张力的意识

- 如果孩子不能很好地使用餐具，可以试试手柄加重的餐具，它能提供更多的感官反馈，让动作更准确

- 如果孩子经常洒饮料，可以换成加重的杯子，或者带吸管和盖子的杯子

- 在孩子的饮料中插一根卷曲的长吸管，可以吸引孩子更长时间的吮吸，而且动作更有条理

- 如果孩子喜欢瘫坐在椅子上，试着在肩部施加一些压力来给予肌肉张力，让身子坐直

前庭觉方面

- 让好动的孩子有一个运动休息时间

- 可以试试凝胶座椅、运动坐垫（ASD产品）、Hokki凳，或者Mambo凳，减少孩子坐着时的运动

- 在椅子的腿上绑一根小绳，孩子可以踢着它玩儿

- 孩子坐着时，在他的脚下放一个摇板

- 在孩子执行坐着的任务前（比如，吃饭前），让孩子参加大量的活动

触觉方面

- 留意食物的质地、各种质地的混合和温度；有些孩子喜欢特定的质地和温度，不能忍受食物的接触

- 试着用一个可以分隔食物的盘子

- 一些孩子对口腔的感觉很敏感，可以在吃下一口之前用清水漱口

- 如果孩子对口腔的感觉很敏感，可以使用Wilbarger方案或执行口腔脱敏计划

来缓解感觉防御

- 如果孩子存在触觉防御，把孩子的座位安排在餐桌最远端，以减少其他人的触摸
- 在学校或日托中心可以设置一个小的咖啡桌，减少额外的接触
- 给孩子嘴里含一个小冰块或其他冰冻食物，以为吃饭做好准备

视觉方面

- 在餐桌上放一面小化妆镜，以便准确地把食物放进嘴里，并在吃完后清理（视觉系统可以弥补触觉系统反馈的减少）
- 留意食物在盘子里的样子；让孩子观察不同的食物是否会互相接触
- 在餐桌上放一张让人舒服的照片或毛绒玩具，作为一种让孩子平静的策略
- 记住，有些孩子不能忍受看别人吃饭；他们一开始可能要求自己吃饭，或者和没吃饭的家人一起吃饭

听觉方面

- 记住，有些孩子不能忍受自己吃饭的声音或别人吃饭的声音；可以让他戴上降噪耳机，或者在不同的时间吃饭，但也可以通过一些活动来享受相互陪伴的感觉
- 留意可能出现的嘈杂声音；使用白噪音机
- 需要记住，餐具的叮当声可能会造成问题；试试塑料餐具、布桌布和布餐巾，因为它们不会发出声响
- 听音乐可以分散对吃饭声音的注意

嗅觉/味觉

- 留意对气味的处理，应准备孩子能接受的食物
- 吃饭时经常闻一些浓烈的气味，比如咖啡味，可以让嗅觉感受器顾及不到其他

气味

● 试着用冰棒或冰块、果汁降低口腔的敏感度

其他策略

● 鼓励孩子多练习吹口哨、口琴、卡祖笛等动作，培养他口腔的运动和协调能力

● 鼓励孩子在每吃一口食物后喝一口水来漱口

● 在孩子可以忍受的范围内进行

● 弄清孩子对食物敏感、疲劳和食欲差异的原因

● 尝试不同的坐姿，保持直立的姿势和集中注意力

● 从孩子最喜欢的食物开始，然后逐渐增加选项

● 鼓励家庭成员给孩子做出榜样

● 鼓励孩子自己说出想吃（或不想吃）的食物，告诉他们自己可以选择食物，可以自己做主

● 把Dycem牌或类似的防滑垫放在孩子的盘子下面，让餐具保持不滑动

● 提前切好食物，让孩子更有独立性

● 改造一下餐具，弥补孩子精细动作和双侧动作不足

● 调整座位，弥补平衡发育的问题

● 鼓励孩子帮着一起准备食物；购买、挑选、清洗、切菜、烹饪、摆桌子、搅拌食材、给大家盛饭，这样不但可以提高对食物的积极体验，也会充满乐趣（要记住，你自己不但不能担心，同时还要表现出其乐融融的感觉！）

玩耍

人们常说，孩子的作业就是玩耍。游戏为孩子提供了发展大肌肉运动、精细肌肉

运动、视觉运动、认知、语言、想象力、注意力和社交技能的大好机会。患有ASD的儿童常在游戏方面有困难，因此他们可能无法学到童年的一些必要技能。

游戏活动是儿童最早的社会经验之一。孩子在一开始可能会自己玩，但慢慢就会平行游戏。他们刚开始会在同一个房间里玩，但是不会凑到一起。然后，逐渐地开始互相合作。最后他们一起玩耍，并且分享着乐趣、想象力和技能。患有孤独症的儿童可能会有游戏障碍，因为他们存在感觉统合障碍、操纵玩具的问题、身体姿态和耐力不好，以及语言、社交技能和运动企划方面的困难（也就是说，他们在按照正确的顺序创造和排列游戏的步骤有困难）。

感觉统合策略

本体感觉方面

- 孩子在玩耍时穿上加重背心或加压背心，以提供本体感觉，了解身体与游戏的关系

- 鼓励经常喜欢咬东西的孩子，用嘴来收集关于玩具的信息，或者用这种方法自己平静下来，尝试Wilbarger方案和手掌的感觉方案，缓解孩子的感觉防御，逐渐把感觉器觉从嘴过渡到手

- 对手掌进行按摩；还可以尝试增加袖口的重量来增加反馈

- 如果孩子意识不到游戏区的边界，可以在游戏前和游戏中有规律地使用本体感觉输入（深层触压、推、拉、提和背）

- 鼓励孩子慢下来，通过在游乐设备上设置障碍来学习身体位置和平衡

- 如果孩子总是弄断玩具和铅笔尖，教给他们轻轻和用力触摸的区别，并在特殊的玩具上练习（如，敲鼓）

前庭觉方面

● 对平衡活动敏感的儿童可能不愿参加操场游戏或双脚离地的游戏——在进行操作游戏之前尝试进行按摩、关节触压和"重体力"活动

● 要理解孩子的恐惧感，尤其是对运动和高度的恐惧；这种恐惧是真实存在的

● 如果孩子对某些姿势感到不适，应告诉护理人员和老师，避免对孩子采用这些姿势，以免增加他的压力

● 如果孩子害怕荡秋千，那就培养平衡的基本技能

● 如果孩子咬玩具，可以给他一个"咀嚼物"（口香糖、耐嚼糖果、奶嘴等）

● 增加口腔运动输入，可以稳定姿势，让孩子觉得能安心游戏

● 确保孩子在玩耍时双脚接触地面

● 让孩子尝试不同的姿势，如趴着、坐着、站着；并观察哪个姿势最舒服

● 如果孩子需要运动来保持组织能力，试着在秋千或活动的物体表面上玩耍

触觉方面

● 对触摸敏感的儿童可能不会参加"脏脏游戏（messy play）"；尝试抑制技术、压力触摸、按摩和Wilbarger方案来缓解感觉防御

● 鼓励孩子使用工具或带着手套参加此类游戏；可以将手指画等杂乱的游戏材料放在拉链袋内

● 考虑游戏材料的温度和质地

● 从整洁类游戏到"脏脏"类游戏把它们分级

● 使用最喜欢的角色或游戏，并将触觉元素融入其中；用动机来克服造成回避的障碍

视觉方面

- 鼓励孩子通过视觉收集信息，并利用记忆创造所需的信息

- 留意你孩子的眼睛；如果视觉跟踪有困难，将玩具放在中央视野内，确保他在姿势和平衡方面感到安全

- 注意光线强度；孩子可能需要戴上太阳镜或帽子来遮挡头顶的强光

听觉方面

- 尽量减少背景噪音，因为孩子可能很难辨别声音

- 鼓励孩子在自己能忍受的声音范围内做游戏

嗅觉/味觉

- 留意气味，用无味香皂清洗玩具

其他策略

- 如果孩子有一个非常喜欢、可以随处携带的玩具，那么要经常清洗它，并尽量保留它（如果孩子真的喜欢一种毯子或玩具，可以买上两三个备用）

- 如果孩子通过嘴的动作让自己平静下来，可以试着做一些嘴部的运动，比如咀嚼、吹口哨和吹泡泡，这些都可提供平静的输入

- 需要记住的是，一些孩子会过度触碰别人，这可能导致将来出现不恰当的社交行为；试着用社交故事对他进行教育

- 做一些可以让他平静的常规活动，因为这样的活动是可以预料的

- 如果孩子看似不知道游戏场的边界，可以用自制的停车标志

- 如果孩子在游戏中显得很冲动，可以把任务分解成小步骤

- 以孩子学得最好的方法来教每一步——通过听觉、视觉演示，并在活动中引导孩子（更多的策略参阅运动企划部分）

● 因果关系玩具非常适合运动企划有困难的儿童，因为运动和反应是一致且可重复的

● 给孩子提供可预测的玩具，让他有一种控制感和期待感

● 关注玩具的功能方面；看看什么样的玩具能对孩子功能行为有帮助？

● 让孩子体验不同的游戏方式。你甚至可以用不同的方式展示它。对于运动企划和/或语言方面有问题的孩子，很难接受不可预料的结局，他们希望以相同的方式来玩游戏。

● 在每一步中加入语言

● 试着在游戏中轮流玩，教孩子停下来和他的朋友们确认一下（棋盘游戏非常适合）

● 提供更多的大肌肉运动、大肌肉和精细肌肉运动交替机会，来解决平衡、注意、调节和运动的问题

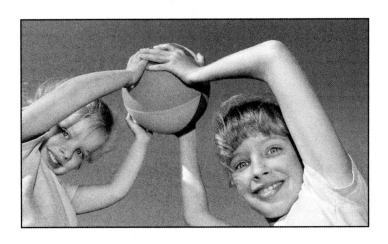

● 让游戏充满动力和乐趣；快乐是有感染力的！

● 教给孩子特定的游戏技能，然后给他们提供机会，让他们可以举一反三

● 鼓励孩子学会分享，向他人表达感激和赞赏。对孩子的这些行为给予奖励，因为它们对建立和维持人际关系至关重要

● 为精细运动困难的孩子改造玩具

● 教给孩子在游戏过程中保持有规则的策略，比如说："我需要一分钟"或"我可以用另一种方式来做这件事。"当孩子有选择的自由时，他们会保持很好的组织能力，并想继续玩下去。

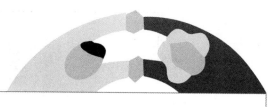

第七章

适应家庭、学校和幼儿园的环境

所有孩子在可预知的环境中都会表现得尽如人意。

其实这并不难，它可以简单到有一间整洁的房间，存放他们自己的东西。提供常规和结构化的环境，可以弥补孩子在语言、顺序、注意力转移和记忆方面的困难。养成习惯或持之以恒的方式是非常有用的，它可以减少大多数ASD儿童的压力。另外，这种方法还能提供更一致和可靠的感觉信息。当孩子掌握新的学习方法时，这种学习方法可以在不同的环境和照护者之间加以推广。在孩子能够容忍的范围内，对任务进行小幅度的修改，以提高孩子解决问题和举一反三的能力。而举一反三提高了孩子运用该技能的灵活性，让技能更有实用的意义。

> 苏茜知道她在厨房里吃饭，也知道自己的鞋子、夹克和背包放在门口，而且知道自己在床上睡觉。这种环境的一致性降低了她问题行为的爆发（behavioral outbursts）。

如果我们总把车钥匙放在一个地方，每次就都会去那里拿钥匙。很多人都有为了匆匆忙忙找钥匙而迟到的经历。

因此，我们也要考虑到ASD患儿所处环境、日程和途径的稳定性。倘若我们留意孩子独特的个人特质，就能在不同的环境中保持一致性。比如说，在自己家、奶奶家、教室和托儿所。

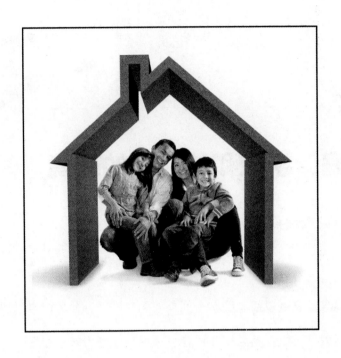

孩子们大部分的时间呆在家里，这里是他们熟悉的第一个环境。因为他们最喜爱的人住在这里，所以家是一个放松和学习的地方。许多家庭把家作为孩子们的第一所学校。你可以在家里直接进行训练孩子统合感觉信息的活动。但在购买器材之前，你要考虑到家里的空间、其他家人的需要和孩子的需求。相对固定的活动区，以及井然有序的家庭环境，可以给孩子提供调节活动水平的机会，从而让他们感到放松和舒服。井然有序的环境能让ASD儿童有一种可控感，因为他可以预料到一天中即将发生的情况。

活动之间或不同环境之间的过渡期会给ASD患儿造成压力。因为，孩子必须重新进行关注、处理和运动企划。虽然这种变化都令人棘手，但可以给孩子提供一份可以看到的感觉计划表，尽量减少过渡中产生的焦虑。比如说，该吃晚饭时，你可以指给孩子厨房的方向，并递给他一盒果汁。孩子用吸管喝着果汁带给他一种井井有条的感觉，有助于他顺利地转移到厨房。

当孩子进入一个新的空间时，为他们准备一些感觉活动，帮助他们做好过渡。比如，你的孩子喜欢玩沙子，但不愿意进幼儿园，你可以在幼儿园里放一个玩沙子的桌子。感觉活动如果具有激励性，感觉输入就可令人平静。利用玩沙子的游戏，可以让孩子顺利地进入幼儿园。我们还可以定制一个时间表，这样孩子就能马上进行熟悉的"安全活动"，比如唱一首熟悉的歌曲，或把椅子搬到桌子旁边。其他孩子也可以参加该感觉计划。下面列出的感觉策略旨在为读者提供一些建议，以弥补孩子的感觉统合失调，或者充分利用孩子们运用最好的感觉系统。另外，文中还提供了一些通用策略。尽管它们不是基于感觉方面，但我们在实践中发现，它们确实对ASD儿童很有用处。

环境适应——家庭

适用于家庭的感觉统合策略

环境背景中的令人平静的感觉输入对很多孩子都有好处。比如：音乐、乳液按摩、缓慢有节奏的单向摇摆、缓慢的摆动和坐在治疗球上，或者用吸管从水瓶中喝水等嘴部动作。孩子们可以使用治疗感觉防御的Wilbarger方案，或者由作业治疗师提供的有计划的感觉食谱治疗。

有关自我照顾技巧的策略，请参阅第六章。

感觉统合策略

本体感觉方面

- 在家里设置一些可以躯藏的地方，如：沙袋椅、小帐篷、枕头框等

- 为你的孩子准备一个睡袋或紧身衣（body sock），让他能蜷缩在里面

- 使用抱枕、重力毛毯、重被子、加压背心或加重背心来提供令人平静的输入

- 让孩子做一些"重体力活动"（比如，搬杂货、洗衣服、拖晾衣绳、用一个沉重的浇水罐浇花、推购物车、把罐子堆在食品柜里、用吸尘器吸地毯、铲土、

园艺、洗车、刷墙等）

● 为孩子提供体力活动的机会，比如：蹦床、游泳、骑自行车、滑旱冰、爬山、滑雪等

前庭觉方面

● 如果孩子的运动反应良好，在家里找个安静的地方挂一个吊床秋千，或门廊上拴一个秋千（把门框适度提高一些会很有效）

● 为孩子提供体能活动的机会，比如：蹦床、游泳、骑自行车、滑旱冰、爬山、滑雪等

触觉方面

● 考虑给孩子买一个柔软温暖的水床，让孩子放松舒适

● 如果叫他的名字不理你，可以用触摸引起他们的注意（在孩子能忍受触摸的范围内）

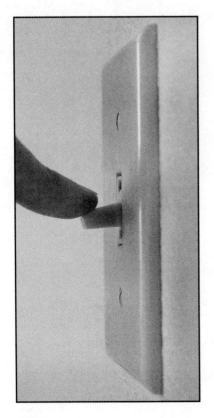

视觉方面

● 减少视觉刺激，不过多分散注意力

● 灯光的数量和类型要适当（自然光谱的灯最常见），光线要柔和（灯泡和白炽灯），而屋顶上不要使用发出耀眼光线的吸顶灯或日光灯

● 墙壁的反射光线要柔和，减小眩光

● 灯上要有调光器

● 如果家中使用电脑，留意孩子对笔记本电脑或台式电脑屏幕的反应

● 使用电脑时，应该调整屏幕角度，不让孩子

处于强反射光线中

- 留意从窗户进入的光线（路灯、过往车辆的灯光、邻居窗户的灯光、阳光、月光）。如果光线会分散孩子的注意力，可以考虑用遮光窗帘。

- 注意孩子对颜色的反应

- 给孩子的房间刷上柔和的颜色，不要让视觉分散注意力

- 如果孩子需要大量的视觉刺激，考虑把墙壁涂成明亮的颜色，并加上一些小汽车

- 在发出指令时给予视觉提示，对听觉处理进行弥补

- 减少视觉上的混乱；把多余的玩具和衣服放在盒子里，贴上标签

听觉方面

- 使用柔软的物品、地毯和枕头来吸收噪音

- 提供减噪耳机

- 白噪音机（夜间特别有用）

- 把听觉敏感孩子的卧室设在一个安静的角落中

- 注意收音机、电视机和电话的背景噪音

- 减少听觉刺激，不过多分散注意力

嗅觉 / 味觉方面

- 气味：根据具体情况，清除家里的气味，或者增加一些气味（注意清洁剂的气味；有时它们会很强烈）

- 枕头上父母的气味可以让孩子感到安全，睡得更香

其他策略

- 在对孩子要求较高的活动之前，安排一些平静的活动，以保持神经系统处于平

静状态（参见感觉食谱一章）。

● 留意孩子对哪种人的反应良好（声音、音量、亲近程度、风格、语言和面部表情）

● 提供一些设施，构建一条有障碍物的道路（盒子、隧道、呼啦圈、台阶凳、平衡木、沙袋、泡沫等），促进孩子运动企划能力的发展

● 考虑给孩子养一只治疗犬

● 提前准备好听觉和视觉的材料，帮助孩子完成过渡期。定时器、带定时功能的手表和具体的过渡物品，都可能很有用处。

这些转换的物品有利于孩子的理解，帮助他们成功地完成转换。譬如，将夹克交给安迪，让她做好课间休息的准备。她就能够很好地理解下面的任务，并顺利转入到下一个环节。如果孩子缺乏这种理解，即使接下来是他们非常喜欢的活动，也不愿意做出改变。

● 把物品放在一个专门的地方，让孩子可以很容易地找到它们，并鼓励孩子把它们归还到原位

● 运用视觉辅助工具帮助孩子理解任务

● 制定一个时间表，让孩子知道早晨会有什么任务要做

● 把家务事分解成小目标，促进孩子的学习；留给孩子充分的时间处理任务

● 建立家务奖励机制——比如说，挣零花钱、买书或玩游戏、去冰淇淋店等等

● 利用计时器帮助孩子完成任务，提醒活动的开始和结束

● 家里尽量少用化学制品——保持自然，因为有些孩子会对人造物质产生不良反应

● 尽量少用科技产品作为奖励，如果使用的话，应该用全家都能使用的东西（任天堂的Wii、Kinect体感设备等）。在为ASD患儿制定活动计划时，要顾及到整个家庭，尽量找一些全家人都喜欢的活动。这样才能最大限度地享受天伦之乐！

- 建立一些常规并坚持执行；孩子就会知道接下来的任务，并感到很平静

- 每天晚上做好第二天上学的准备（衣服、午餐、家庭作业），减少第二天的压力

- 尽量分担责任；让每个成员都感到自己很重要，必不可少

- 享受相互陪伴的幸福！

适用于家庭和学校的用品

我们在临床实践中，已经看到过很多提供大量运动、深层触压和一致性的项目或家庭获得了巨大的成功。下面列出了一些建议的项目。作业治疗师会指导你如何选择设施。

本书第九章为你提供了自备活动所需的物品和指导。

户外活动

- 蹦床

- 迷你小蹦床

- 大治疗球或45厘米的羊角球

- 秋千；轮胎式、座板式、吊床式、吊索式或圆盘式

- 懒人沙发

- 小型儿童桌椅

- 沙箱/感觉箱（sensory bins）

- 帐篷、海洋球、装满垫子的大箱子、提供安全休息场所的自制"堡垒"

- 可以碰撞的柔软表面，如大枕头和旧床垫

- 可以用来玩耍和投掷的重物（在后院里玩的沙袋、装满水的沙滩球）

● 可以钻进爬出的大箱子

● 用手和嘴玩的减压玩具

● 普通的脏脏游戏或触觉冒险游戏

● 可以吃的精细运动或嘴部活动物品（编成串的甘草珠儿）

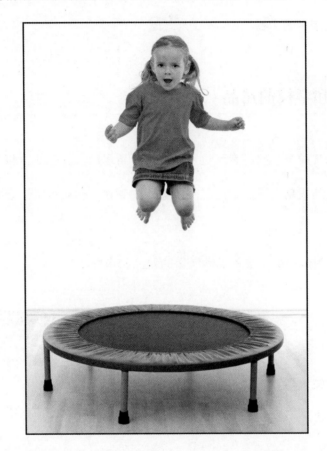

● 滑板车

● 滑板

● 台阶凳

● 凝胶座椅

● 旱冰鞋、溜冰鞋、跳跳鞋、弹簧单高跷、高跷

● 烹饪和烘焙用的厨房用具

● 自由创作的机会；画架、蜡笔/颜料等

- 乐器和享受音乐

- 降噪耳机

- 气味库——含有不同气味的封口袋（薄荷、桔皮、咖啡、罗勒、大蒜等）

这个列表并不是面面俱到。你可以用自己和孩子的想象力不断完善它。你可以到一元店、二手店和旧货市场转一转，会发现很多好玩具。不过，安全问题不容忽视，一定要看好自己的孩子。作业治疗师可以根据孩子的需要，制定出具体的计划。但该计划也不是一成不变的，需要根据情况不断更新，来支持孩子新的学习项目。

一定要留意设备的磨损情况，祝你和孩子玩得开心！

环境适应——学校和幼儿园环境

家庭与学校之间的沟通

ASD的患儿都会在一致的和常规的环境中茁壮成长。如果学校和家庭之间都无间断地提供这种环境，那么技能就会学得更快，运用面会更广。但要做到家庭和学校一致，离不开良好的沟通。很多学校和幼儿园都建立了家校联系册，家长凭借它可以了解孩子在幼儿园一天的情况，特别是孩子的沟通技能是否正在发展。我们可以把这种联系册作为一种家校共享策略的工具，让支持孩子的过程更加简单易行。通过它可以及早发现矛盾的地方，或者面临的问题，并合作加以解决。联系册中提供了孩子一年来的书面记录，通过它能重点观察到孩子每周、每年的行为模式。比如说，联系册上记载着约瑟夫在三月份很难控制自己的行为。他上课时总是乱动，不能专心听讲。他的妈妈看了去年的沟通记录，发现去年也是这个时候出现了一样的行为。约瑟夫灵敏的听觉总能听到三月的春风声。延长了他佩戴降噪耳机的时间后，他的行为得到了很好的控制。

家庭和学校之间可以用电子邮件的方式发送联系册。双方可以在模板中填写相关内容，然后发回。家长可以在表中填写孩子晚上和去幼儿园前的表现，老师可以填写孩子在幼儿园中整天的表现。这些信息能让家长和老师做到有备无患。

发挥创造力和信息共享是为患有ASD儿童改造学校和幼儿园环境的重要手段。我们必须经常跳出教师、儿童护理工作者或治疗师的传统角色，主动地适应ASD患儿的需求。运用能力、兴趣，甚至是坚持不懈的行为来适应困难的领域。我们必须主动去改变环境、工作方法和带给孩子们的活动，因为他们不可能让自己的行为去适应学校的环境。目前还没有适合感觉处理障碍的ASD儿童的完美路线图。这个领域既让人好奇，但又充满了挑战。

每个ASD的患儿都有自己独特的能力，面临着不同的困难；在制定计划时，必须考虑到每个孩子特点，而不是简单地打上标签。采取相关的策略，并改造环境，可以在很大程度上促进ASD患儿的独立性和功能。

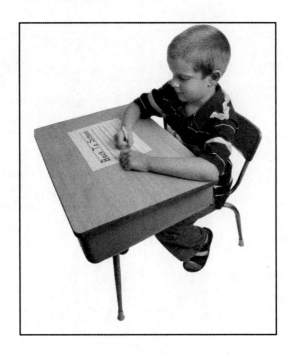

本节中提供了很多实用的策略。假如你试过了一种策略，发现没有用处，也不要轻言放弃。你可以与同事和朋友一起解决难题；可能需要在一天中的不同时间，以不同的方式试用某种策略，或者需要试试新策略。当你试图了解孩子时，他们是能够感觉到的，这时他们会变得很耐心。很多人把孩子的偏好看成棘手的问题，但殊不知它也是帮助你施行治疗计划的一笔不小的财富。偏好可以成为增加平静感、增加对事物关注的动机。把它融入到日常生活中，或者利用孩子的偏好教给他一些概念，都会事半功倍。一些文献记载了充分利用特殊兴趣的成功实例。而且，利用偏好的方法应该得到团队所有成员的一致认可。

> 伊恩很喜欢火车玩具，他会一遍又一遍地把它们排成队，看着车轮转动。聪明的老师在每节车厢上都写上字母，通过排列车厢来教伊恩拼写一些短单词。伊恩因为玩了自己最喜欢的游戏感到高兴，而老师也为他能如此轻松地学会拼词而兴奋不已。

患有ASD的儿童或许无法同时处理来自多个感觉通道的信息。ASD患儿使用眼神交流尤其困难。所以，对他们说"听我说"，而不是"看着我"会更好一些。可以让一名行为学验光师给孩子检查一下，看看孩子是怎么看东西的。他可能对视觉中心区域的视觉输入很敏感，利用外周视野来看你。也就是说，孩子正用他的余光来观察你。

哪个感觉系统能让孩子最准确地学习呢？他是一名视觉型学习者，还是一名听觉型学习者？他是否必须亲自实践才能学到东西呢？运用感觉策略的功能方法可以让学习更具体、更容易。ASD患儿不太容易理解抽象的技能，因为它们往往需要语言技能的支持。比如说，在日程板上练习写字母，而不是在书本上书写。

就像录音机不能同时录音和播放一样，有些孩子遇到了同样的困难。他们需要一定的时间来处理学校里收到的感官信息，并转换到能表达出所学知识的输出通道。而家庭和学校之间良好的沟通，可以解决这种通道转换延缓的情况。每天充分利用好联系册，必要时可以辅以视频或语音。一些ASD患儿在转换后需要减压的时间。学校和幼儿园都为孩子提供了很好的感觉输入。但即便是孩子喜欢的感觉输入也需要处理，而且可能需要一段时间。

感觉统合策略

多种感觉处理方法

- 将感觉活动融入一天的生活中，让孩子的神经系统保持在平静的状态下（感觉食谱）

- 允许他们进行自我放松的行为

- 将自我放松的行为融入到功能中（如，坐在摇摆的摇椅上阅读）

- 如果孩子淹没在很多感觉输入中，试着每次只用一个感觉通道提供输入

- 从吸收信息转换为表达新学到的东西需要时间

- 确定如何在活动中使用感觉输入；它是一种支持孩子调节的感觉输入吗？它是可以开发技能的感觉输入吗？还是两者兼而有之

- 使用孩子能精确处理的感觉来教授新的活动

- 可以给运动企划有问题的孩子做动作示范

- 记住，孩子在班级中的位置很重要；靠近窗户可以获得自然光，靠近门能够运动休息，靠近墙就没有人可以从后面靠近他

- 使用振动笔、泥塑面团、康复橡皮泥给手臂"热身"，做好书写的准备

- 用一个大盒子做一间"办公室"，创造一个安静的地点

本体感觉方面

- 调查一下孩子在上课期间使用加重背心、帽子、套袖和紧身衣的情况

- 利用嘴部活动策略建立起组织功能，以带来平静的感觉（饮料吸管、口琴、泡泡玩具等）

- 让孩子们在日常体育活动和任务中进行深层触压活动（推、拉、举或背等活动）

- 试试膝上玩具蛇

- 如果孩子总是从座位上滑下来，试试把防滑橡胶垫放在椅子上，也可以在他看的书下面防滑橡胶垫

前庭觉方面

- 在孩子的日程安排中加入一些活动

- 准备一个摇椅，可以让孩子平静下来

- 也可以准备hokki凳、楔形垫，或者太空球椅，让好动的孩子完成书写任务

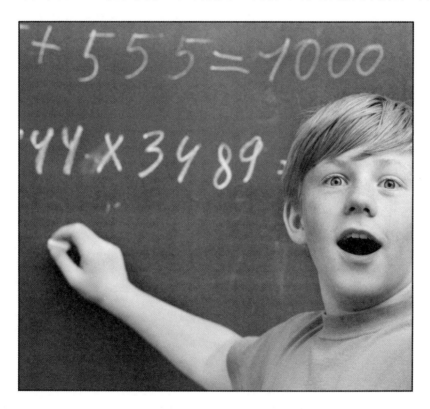

- 利用立式画架或台式画架，为难以移动头部的孩子提供比较好的姿势

- 在脚下放一块滑板（桌子下面）

- 如果孩子双脚离地感到不舒服，可以调低椅子高度，让他的脚够到地面，或者放一个小凳子

触觉方面

- 在安静的角落里搭一个帐篷，或放一个枕头，孩子放松心情，重新集中注意力

- 如果孩子难以处理身体被触碰的信息，把他的小房间安排在最后一间

- 如果孩子难以接受触碰，把他安排在一排的末尾，或者挨着门

- 把他的书桌放在教室里比较安静的地方，最好让他背靠着墙壁，以减少意外的触碰

视觉方面

- 减少视觉上的混乱

- 确定出视觉上的物理空间；考虑孩子座位的位置、门的位置、做某项活动所用工具的位置（把所用工具放在一个固定的地方，并在这个地方贴上标签，让他能独立完成在学校的任务）

- 使用带颜色编码的文件夹，让工作有序

- 准备一顶棒球帽或一副太阳镜，以减少视觉眩光

- 视觉敏感的学生应使用台式电脑，最好不用笔记本电脑

- 对光线敏感的孩子可能不喜欢坐在窗边

听觉方面

- 让你的声音与孩子处理声音的能力相匹配。留意孩子反应最好的语调、节奏和语速。你和孩子说话时，可以用平静、一致、充满爱意的语调，可有时也要用到活力满满和幽默的声音！

- 消除不可预测的噪音来源（广播或火警），或者在广播或火警之前提醒孩子

- 尽量避免教室里有嘈杂的声音（FM系统可以帮助听不清老师声音的孩子）

- 轻声播放的音乐，或者白噪音设备可以掩盖多余的声音

在学校开展消防演习时，奥林表现的非常镇静，他对此十分骄傲。他说，"校长跟我说，10点15分会有一次消防演习。我知道会发生什么事……我提前做好了准备！"

嗅觉 / 味觉方面

- 注意托儿所或学校里的气味，特别是食堂

- 留意清洁用品的气味

- 从家里拿来带有父母气味的物品；这会让孩子感到很舒适

通用策略

- 确保孩子在一个舒适的地方学习

- 如果坐姿有问题，可以让他们休息运动一下，或提供T形凳、大球或凝胶座

- 运用沟通辅助/视觉策略，让孩子了解这一天的要求和要发生的事情

- 让新的学习计划尽可能具体

- 让任务能调动孩子的积极性，孩子能够完全理解

- 使用单页订在一起的时间表/日程表

- 利用顺序板教给孩子技能

- 给孩子留出充分的时间，做好改变的准备，尤其是有运动企划障碍的孩子

- 充满幽默感，这一点对每个人都有效

- 用计时器表示活动的开始/结束

- 借鉴家中成功的策略，并把它用在学校里

- 使用激励因素来提高注意力

- 让孩子在托儿所中有一些控制权；允许他做出选择

- 尽量保证环境、日常生活和口头指令一致

- 促进家庭与学校之间的沟通；每天以记录的形式联系

- 记录下成功的例子，遇到困难时看一看

- 让孩子坐着时双腿交叉放在身子前，而不是跪着把脚放在身后，这样可以保证孩子的臀部与大家对齐，不会绊倒别人

- 在地板上标出视觉线索，引导孩子到特定的活动或地方（如彩色胶带）

- 教给孩子一些任务，他们觉得自己很重要，成为教学团队中的一员

踏实地坐在圆圈里

感觉统合策略

本体感觉方面

- 准备一个懒人沙发或者软椅子，为身体大部分提供支撑

- 减压玩具、振动玩具或孩子喜欢的玩具可能很有用处；提供只有在这段时间里玩的专门玩具（里面装有振动器的毛绒玩具很有用）

- 提供一个加重的背心、重物、加压背心或膝上玩具蛇，让孩子踏踏实实地坐在圆圈里

前庭觉方面

- 在坐下之前或围坐的过程中，提供本体感觉、动感和前庭输入可能有利于集中注意力（运动坐垫、T形凳、howda拥抱座椅、大球等）

- 留意对重力感到害怕的孩子的头部位置变化；他们可能要坐在椅子上，来避免

坐在地上时站起或坐下的动作，也可能要坐在老师的对面

- 让孩子去给老师拿东西是一个很好的统合运动方法

- 每天围着圈圈进行体育活动，既健康又有趣！

触觉方面

- 留意孩子对同学的触觉反馈；在孩子周围留出更多的空间，以防止意外的触碰

- 反应迟钝的孩子可能会对挠脖子后面或后背有反应，从而保持注意力

- 在围坐活动时，准备一个有质感的毛绒玩具，或者孩子喜欢的毛毯，可以帮助集中注意力

视觉方面

- 用一块小地毯来指定出孩子的位置

- 避免过多的视觉输入

- 用棒球帽挡住孩子头顶上耀眼的灯光

- 对经常寻找视觉输入的孩子，在围坐游戏时引入此类输入。例如，把超级英雄作为偶像的孩子，带着偶像面具时，可能会更注意老师的指令

听觉方面

- 对于听力敏感的孩子，要留意干扰的声音和意外的响声

- 利用音乐吸引孩子的注意力，包括把指令唱出来

- 给无法过滤掉意外声响的孩子提供降噪耳机

嗅觉 / 味觉方面

- 留意他人的气味以及对孩子的影响

- 应该记住，孩子有可能因为寻找新的气味而在与别的孩子交流时，不能与别的孩子保持适当的距离

其他策略

● 成功之后循序渐进；如果孩子能在圆圈里坐稳20秒钟，将此作为基础，逐渐延长时间；让事情向着有利的方向发展

● 让孩子围着圆圈走几步，然后再坐下

● 试着用音乐来吸引注意力

● 让孩子坐在老师旁边；参与讨论或交给他一些任务来保持注意力，也有利于孩子自尊和价值感

● 分配给孩子任务，让每个人都觉得自己是团队的重要成员

体育 / 运动时间

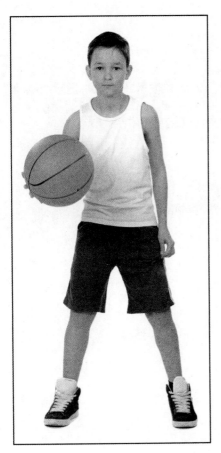

感觉统合策略

本体感觉方面

● 参与剧烈的本体感觉性舞蹈；它不但有利于孩子的运动组织能力，还让人愉悦

● 让孩子穿上加压背心、加重背心和/或重物，提供更多的身体空间位置信息

● 在体育课中定期参加剧烈的体育活动（例如，滚球、捡球等）

● 参加推、拉、抬、搬运等活动（例如，搬运/拖拽球袋、推开体育馆门、爬绳梯等）

前庭觉方面

● 为需要活动空间才能参与体育活动的孩子

预留一个安全开放的活动区域

● 如果孩子恐高，让他穿上加重背心、加重套袖或帽子、加压背心，以提供安全感。一定要让他能随时控制自己的动作。恐高症是发自内心的真正恐惧感，我们必须给予尊重，不得忽视。

● 对重力不安全感的儿童来说，位置变化，特别是头部位置的变化非常难受

触觉方面

● 如果孩子对意外的触碰很敏感，给他提供一个相对远离其他孩子的空间

● 留意更衣室的问题；因为对于有触觉防御的孩子来说更衣时的触碰会给他造成巨大的压力（可以让孩子在课前提前几分钟换衣服）

● 身体接触的体育活动会给触觉防御的孩子造成压力

视觉方面

● 如果体育馆里的灯光太强，给孩子准备一顶帽子

● 记住，小组比赛、赛跑、投掷都会带来过度的视觉刺激

听觉方面

● 留意大房间产生的回响（比如，学校里的体育馆），孩子可能无法忍受这些声音（可以给他戴上降噪耳机）

嗅觉 / 味觉方面

● 在气味不好的更衣室里放上有咖啡、柑橘、肉桂味的小瓶

其他策略

● 用激励性的音乐来吸引孩子

● 鼓励有创意的活动，这样孩子可以自由活动，怎么做都是对的

● 让孩子学习动物的样子行走，走走停停，设置障碍

● 有运动企划障碍的孩子学习一项任务时，把它分解成几个小目标

● 重复动作，音乐可以增加对动作的记忆

● 教给孩子大型运动中的一个小部分（如，教他们怎么当守门员，而不是掌握整个足球比赛）

● 进行基本的耐力训练计划（游泳、爬楼梯、步行），锻炼肌肉张力低的孩子的耐力

● 将语言与运动联系起来，以促进运动企划和记忆

● 先进行孩子熟悉的动作，然后慢慢调整，留给他解决问题的时间

● 以孩子为主导；不时地让他们自由活动，观察他对任务的组织能力

教具

感觉统合策略

本体感觉方面

● 孩子可能会嘴咬拼图块或其他小的组件；在玩教具时给他准备一个可以咬着玩的玩具，或者一根牙胶棒

● 准备加压背心或加重背心，改善他的姿态

● 提供重物以增加对手部的感觉，让他能用手完成任务

前庭觉方面

● 可移动的椅子（运动坐垫、hokki凳、Mambo凳、太空球椅）能提供前庭输入，促进肌肉紧张和注意力

触觉方面

- 尝试以强烈的感觉为基础的教学；在沙盘里放一个形状分类箱（shape sorter）；在学习任务时，使用感觉输入来保持注意力

- 如果孩子通过嘴巴寻找触觉输入，可以在玩教具时给一些零食，或牙胶棒

视觉方面

- 通过把物体丢入桶中，以增加丢物活动的功能性

- 为寻求额外视觉感受的孩子提供有趣的视觉活动（如，电子水族馆）

听觉方面

- 孩子可能会敲击玩具来增加听觉反馈，或者因为他不知道如何玩玩具。为了减少敲击动作，可教会孩子玩具的玩法，或者试着用单手玩玩具。也可以在休息时让孩子击打发出不同声音的物体。

嗅觉 / 味觉方面

- 留意物品的气味；清洗新玩具去除异味

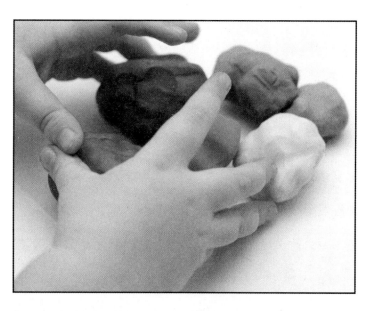

- 在比较困难的活动中，加入能调动积极性的气味（如，在泥塑面团中加入肉桂粉来增加捏泥塑的动力）

其他策略

- 只有在孩子能忍受的情况下，才能进行有大量正强化的手把手教学
- 视频示范也可以帮助孩子在复习，或在任务之前学习
- 可以用图片/序列纸条来辅助学习一项新技能
- 试试边做活动边唱歌（比如，"我们正绕着桑树林……"，这歌词适合各种场合！）

感官游戏

这些活动通常最受欢迎！孩子们可能想直接爬进感官箱，把里面的东西放进嘴里，把它倒在地板上，或者把它扔出去，以引起老师或其他孩子的注意。我们应找到孩子行为背后的真正原因，这样才能有的放矢，用准确的方法解决问题。

感觉统合策略

本体感觉方面

- 在活动之前使用按摩/压力触摸，给身体的其他部分带来感觉输入，降低孩子想躺在感官箱的欲望
- 提供咀嚼性或类似的嘴部运动，让孩子的嘴"有事可做"
- 进行感官游戏之前，对双手进行按摩，让它们做好接受输入的准备，减少嘴上的动作
- 给他穿上加压背心或加重背心，增加孩子对身体空间位置的感觉

前庭觉方面

- 让孩子坐在可以动的椅子上，或把脚放在滑板上，提供前庭输入，增强肌肉张力，增强对感官任务的注意力

触觉方面

- 如果孩子对触觉输入敏感，就给他戴上手套

- 脏乱型的感觉活动可以装在封口袋里

- 如果孩子不愿意触摸材料，可以用勺子和抹刀等工具来混合材料

视觉方面

- 在感官箱中提供一个倾倒的活动——一个旋转的轮子、过滤器，勺子，碗和一个斜坡，特别是对愿意看到东西掉下来的孩子来说，会非常喜欢

- 如果孩子喜欢把材料倒在地板上，在地上铺一块塑料，或者找一个大碗，给孩子提供一个倾倒的目标

- 戴上棒球帽，遮挡头顶上的灯光

听觉方面

- 使用降噪耳机来屏蔽感官游戏中产生的噪音

嗅觉 / 味觉方面

- 在感官游戏中加入气味来增强注意力

其他策略

- 将比赛加入到游戏中，游戏中轮流可以给孩子提供注意力和参与游戏的感觉

- 如果孩子想用整个身体来参与游戏，用图片视觉辅助告诉孩子，游戏不是这样玩的，或者在小容器中提供感官游戏。在玩动手游戏时，把脚放进游戏箱

的孩子可能是为了更好地组织运动。

● 要经常称赞孩子，哪怕称赞他们的呼吸也可以

● 感觉桌需要一位老师来示范游戏，示范并指导孩子之间的互动

● 视频示范和社交故事也是一个很不错的方法

● 让孩子参与活动；唱歌、轮流倒出材料

● 很多厨房家务都属于感官任务（洗碗、切菜、洗菜、调果汁等）

上厕所时间

感觉统合策略

本体感觉方面

● 孩子可能要在纸尿裤上排便，因为这样可以提供感觉反馈；孩子坐马桶时，也可以带着纸尿裤排便

● 孩子在上厕所时，穿上加重背心、加压背心或在膝盖上放上膝上玩具蛇

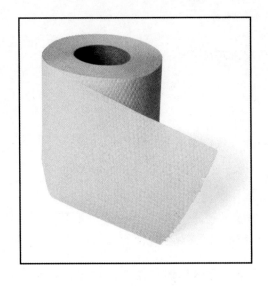

前庭觉方面

- 由于上厕所有一种重力不安全感，因此很多孩子可能很害怕；可以试试便盆，或者带洞的便盆，把脚牢牢地踩在脚凳上，让孩子拉着大人的手，读书或唱歌
- 由于孩子对体位变化感到不舒服，无法躺在台子上换尿布；试试抱着孩子的头让他躺下，或者让他站着换尿裤

触觉方面

- 如果马桶圈太凉，可以用带垫子的座圈，或者把毛巾剪个洞，盖子马桶圈上
- 使用湿纸巾，因为它们比卫生纸更好（注意温度）
- 有些孩子感觉衣服接触身体不舒服，需要脱掉衣服，留给他们一些时间穿脱衣 服
- 对于有触觉防御的孩子，洗手前先把袖子卷起来，因为如果袖子湿了，衬衫可能很难穿

视觉方面

- 用白色卫生纸盖住马桶洞，降低马桶洞的视觉深度感
- 调暗灯光，以防止光滑表面的发射光

听觉方面

- 洗手间经常会有回声，可以播放一些音乐
- 用降噪耳机可以挡住噪音

嗅觉 / 味觉方面

- 准备一些孩子喜欢的气味，掩盖卫生间里的其他气味

其他策略

- 在等着坐马桶或等着洗手的时候，安排一些活动（读书、感觉游戏、歌曲或减

压玩具）

- 尊重孩子的忍受程度，绝不强求；上厕所本身会让孩子非常焦虑

- 对孩子的努力和敢于尝试给予奖励

尊重孩子的忍耐限度，可以增强老师和孩子之间的信任关系。同时，它还能避免增加孩子的情绪困扰，这对孩子很重要。如果创造的上厕所的环境和老师都能尊重孩子的感受，体现出灵活性，那么孩子就能放松警惕性，轻松地学习如何上厕所。孩子的精力既有可能关注在压力上，也有可能关注放在学习方面，这取决于我们如何去引导。我们的艰巨任务就是为儿童创造一个舒适的学习环境，而只有尊重他们的感觉处理能力，才能实现这一目标。

零食时间

吃零食的时间也能引起孩子的焦虑，尤其是存在触觉防御的孩子。

只有意识到这方面的困难，才能让孩子顺利地吃到零食。吃东西和社交技能往往是密不可分的，而且吃零食的时间可以给孩子创造很多的社交机会。家长和作业治疗师/言语语言治疗师们可以找到很多专门针对吃东西的精彩课程。

感觉统合策略

本体感觉方面

- 让孩子穿上加重或加压背心、手腕戴上重物，以改善身体意识不良的情况

- 吃饭前用电动牙刷增强对手和嘴的意识

- 为嘴巴闭合不良和舌头运动协调障碍的孩子提供质地较"厚重"的食物

- 用隔热材料做餐具的手柄

- 准备加重的杯子，有利于孩子准确拿起

前庭觉方面

- 必要时，可以让孩子休息一会，活动活动

- 如果孩子害怕双脚离地，让他们坐在小餐桌或椅子旁边，或者在大餐桌脚下放一个脚蹬

触觉方面

- 如果孩子对触碰感到不舒服，让他坐在餐桌的一角，减少别人的触碰

- 冰冷的金属器皿可能会让触觉防御的孩子不舒服，可以用塑料、木头餐具，或者用带塑料柄的汤匙

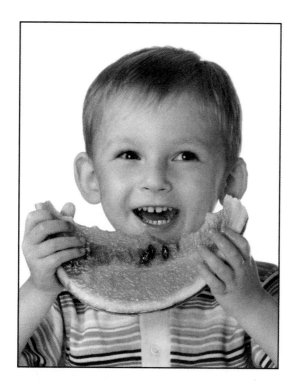

- 有触觉防御的孩子可能无法忍受不同质地的食物；可以把食物做成泥，以确保质地一致

- 按照质地把食物分类

- 如果孩子不能忍受与别人坐在一起，可以给他放一个小桌，鼓励孩子邀请另一
  个孩子和他一起吃零食

视觉方面

- 有的孩子受不了食物相互接触，可以用带分隔的盘子防止食物接触

- 试着用镜子来增加对脸部的视觉反馈

听觉方面

- 有些孩子可能无法忍受咀嚼食物的声音，可使用白噪音设备或播放音乐

- 如果不管用，可提供降噪耳机

嗅觉 / 味觉方面

- 注意孩子对温度的喜好（食物越热，味道就越浓）

- 孩子喜欢的味道可以盖过一些零食的味道

- 让孩子远离大家吃零食，减少他不喜欢的气味

其他策略

- 如果孩子总是从椅子上滑下来，可以在肩部和头部进行向下按压

- 可以用姿势枕来支撑孩子的姿势

- 教给孩子使用餐具；首先，给孩子们一些容易被叉子穿透的食物，然后教他们
  交替使用双手

- 把防滑垫放在孩子的盘子和杯子下面，防止滑动

- 教孩子饭后用餐巾擦嘴

- 在孩子学习这一技能时，使用带盖的杯子，防止弄脏

- 如果孩子很喜欢这些食物，利用这个绝佳的学习机会，因为此时会提高他们的注意力

- 每次只给孩子少量的食物，鼓励他们自己再要一些，练习语言能力

- 鼓励孩子把碗和杯子带到厨房进行独立的清理

- 保证餐桌和椅子高度适当；可以用增高垫增加高度

- 如果孩子很焦虑，就可能吃不好。用餐期间要保证有一个安静、舒适的环境

音乐

感觉统合策略

本体感觉方面

- 提供加压背心或加重背心，帮助孩子获得身体的意识

- 当音乐播放时，如果不允许孩子触摸乐器，可以让孩子拿着气球感受振动

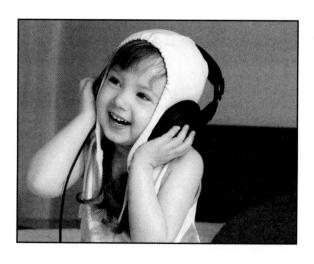

前庭觉方面

- 将游戏和舞蹈融入音乐中

- 如果孩子对重力有不安全感，应保证坐姿稳定

触觉方面

- 留意触觉防御的孩子，以及音乐课上与他人之间的位置

- 乐器也会带来触碰；准备一条用来缠绕乐器的毛巾

视觉方面

- 乐谱和音符线可能会看上去跳来跳去；试着用不同的颜色标记音符

听觉方面

- 为听力敏感的儿童提供耳机

- 留意孩子对声音的偏好

- 留意波动的音量

- 在发出意外或响亮的声音之前先给孩子提个醒

- 可能的情况下，让孩子作为助手参与其中；让他帮着播放和关闭音乐

嗅觉 / 味觉方面

- 让孩子闻到自己喜欢的气味，提高对音乐教室的忍受度

其他策略

- 保持歌曲的一致性，以增强孩子的记忆力和唱歌的能力

- 提供减压玩具来增加注意力，或提供乐器来演奏

- 检查听力项目（托马迪斯方法、治疗听力、综合听力系统）

- 考虑检查孩子的听觉处理能力

- 如果音乐有激励的效果，可以经常使用

- 采用视觉策略或视频示范来帮助学习和理解

- 列一个活动清单，让孩子知道接下来会发生什么

● 利用音乐的激励作用：

　● 更换音乐时——可使用"王老先生有块地"（Old MacDonald）等歌曲

● 眼神接触/眼睛注视——不要急着唱下一句，直到孩子用语言或眼神交流

　● 互动

　● 融入到运动之中；有节奏

　● 可以根据歌曲的顺序，安排有前后顺序的活动

精细动作练习

感觉统合策略

本体感觉方面

● 对身体意识正在发展的孩子可以增加书写工具的重量

● 如果孩子对来自手部的反馈比较敏感，做精细运动前按摩双手

● 如果孩子正在发展身体意识，在手腕上佩戴重物

● 穿一件加重背心或加压背心，增加对身体位置的注意和感觉

● 在肩部增加重量，提高身体的意识和支持姿势

● 使用振动笔来增加对手和手臂的意识

前庭觉方面

● 让需要运动的孩子尝试凝胶座椅、独脚无背凳、四脚靠背椅、太空球椅或T形凳，增加注意力

● 如果孩子头部位置变化有困难，可以使用立在桌面上的画架

● 确保孩子的双脚能牢牢地接触地面

触觉方面

- 为正在发展精细运动技能的儿童提供触觉和感觉游戏

- 如果孩子不能接受用手触摸，可以在感觉游戏时戴上手套

- 对质地敏感的孩子使用胶棒，而不是黏糊糊的胶水

- 振动笔会降低触碰敏感度

视觉方面

- 戴上帽子挡住头顶的灯光

- 建议使用不同颜色的塑料贴面，增加视觉注意力

- 使用台式画架减少眩光

- 使用有颜色的笔来帮助书写

听觉方面

- 铅笔在纸上发出的沙沙声令人讨厌；可提供降噪耳机、白噪音或音乐

嗅觉 / 味觉方面

- 使用香味铅笔、香味记号笔或蜡笔提高书写的兴趣

其他策略

- 在书写用具上套上铅笔套或橡胶材料，更容易握笔

- 提供表示任务开始的动作提示

- 使用图片视觉辅助对任务进行排序

- 注重书写的质量而不是数量

- 使用另一种表达知识的方法；录音机、口语表达、录像、多选题

- 提供足够的精细动作练习时间，并鼓励孩子自己检查

- 使用电脑程序进行书面表达

- 准备已经打印好的数学题，让孩子只写答案

- 使用数学练习卡片，让孩子在正确的位置填数

- 让孩子圈出正确答案，或者在下面划线，而不是写出来

- 把大的项目分成一个个小部分

- 让孩子做在纵向面上的练习，而不是只在横向面上书写（如，用胶带把纸粘在黑板上或画架上）

- 准备孩子姓名的印章，以减少重复写名字的次数

- 把正确的答案粘在准备好的纸上，而不是写出来

- 注意观察孩子是否有刻板重复行为，因为它可能表明存在压力

- 应该意识到，有些孩子认知功能可能与书写技能并不在同一个水平上。当孩子出现发展不平衡时，无论对孩子还是帮助他学习的人来说，都让人有些难受。活动一定要有创造性！

- 孩子遇到困难时，分析一下是提示概念不清造成的，还是精细运动方面的问题

- 保证桌子和椅子的高度合适，双脚能够放在地板上，肘部可以舒适地保持90°角

社交方面

感觉统合策略

本体感觉方面

- 如果孩子需要深度触压，教给他一些适当的方法（比如，做墙壁俯卧撑，而不是一直抱着他的小伙伴）

- 可以教孩子如何尊重他人的私人空间

前庭觉方面

● 如果孩子的平衡能力正在发展，当平衡出现问题时，把他放在一个有"安全"的东西可以抓住的地方，而不是抓住小伙伴

● 引入积极的游戏或感觉游戏来鼓励互动

● 如果社交活动中有太多的动作，鼓励孩子在一个地方活动，最好是坐着

触觉方面

● 如果很难处理与别人的触碰，让孩子站在队伍的前面或后面，以尽量减少他人的触碰

● 留意孩子对触碰的不良反应，因为孩子可能会对无意间的碰撞做出攻击性的反应

● 教给其他同学，当有人接近孩子时提醒他，尤其是从后面接近他时（对于害怕新感觉输入的孩子来说尤其如此）

● 如果孩子有触觉防御，鼓励孩子们玩一些有距离的互动游戏（如，来回滚球）

视觉方面

● 告诉孩子用视觉收集信息和用触觉是一样的

● 如果孩子用眼神交流有困难，教给他们怎么用眼神来"问候"

听觉方面

● 一些孩子可能听不到其他孩子的声音；教给其他孩子通过视觉线索来开始互动

● 如果孩子对声音敏感，应尽量减少声音；轻声细语，每次只一个人发言

● 如果孩子总是误解小伙伴，或者在组织听到的信息方面有困难，考虑给他做一次中枢听觉处理功能的检查

嗅觉／味觉方面

● 可以利用孩子对气味的偏好，帮助他接近有不同气味的其他孩子

● 那些嗅觉灵敏的孩子更喜欢不包括吃饭的社交活动

其他策略

● 教给孩子自我调节的办法，让他们保持冷静和有条理

● 告诉孩子生活中会接触到的人，孩子成功交往需要的东西

● 不要求进行眼神接触，告诉学校中的其他人，眼神接触会给孩子带来压力

● 提示他时也应该说"听我说"，而不说"看着我"

● 利用社交故事或视频故事来解释社交的规则和状况

● 必要时，采用增强性沟通策略（augmentative communication strategies），教会其他同学怎么使用该方法与你的孩子互动

● 通过构建社交互动来创造机会；让孩子发书本、为大家扶着门、收旅游费等

● 提高自我照顾的独立性，告诉孩子照顾好自己有多重要，这会让朋友们更愿意在你身边

● 提供促进孩子独立性和互动的选择机会

● 让孩子们自己建立一个方法，来表达和获得感情或互动（如握手）

● 如果孩子因为视觉搜索能力差，找不到朋友，教他们怎么叫出朋友的名字

● 鼓励孩子通过活动和游戏增进互动，而不是通过语言

● 练习轮流完成任务；并让它变得有趣！

● 练习自己打扫卫生

● 鼓励孩子对工作负责，成为家庭和班级的一员

● 练习角色扮演、戏剧、短剧和木偶剧，在剧本的安全范围内建立互动

● 教孩子如何玩棋类游戏，为社交互动提供一个结构化的环境

● 把与朋友的互动和高兴的时刻记录下来

● 让参与孩子照护的整个团队参与你的旅程

● 鼓励孩子在社交互动扮演服务人员（如，服务员："你要点餐吗？你想要炸薯条吗？"）

为将来上学做准备

孩子自我照顾的独立性、组织能力和与他人相处的能力越强，接受教育的选择就越多。及早关注这些领域，将来会得到较好的回报。而且，这些方面的独立性和孩子在当时环境中的控制力，也有助于孩子获得更强的自尊与自信。掌控感对他们的组织行为很有帮助，因为活动会更有目的性，最大限度降低他们的挫折感。

● 鼓励孩子独立照顾自己，确定他在学校需要多少支持，以及他可以去哪种学校

● 鼓励孩子独立照顾自己，因为这样也会让家庭生活更容易些，家长可以预先计划好可以预测的日常活动，帮助有运动企划困难的孩子做好准备

● 留意哪些感觉通道最容易被孩子感知，并尝试通过这些感觉通道进行教学

● 利用兴趣学习新技能，并进行相应的调整

● 通过运动和深层触压来为活动做准备

● 让孩子练习轮流游戏和等待的能力，为以后排队和沟通做好准备

● 教给他如何坐着参加活动

● 帮助孩子了解哪些活动能让他平静下来，以及如何识别不断加剧的焦虑

● 帮助孩子将不断增加的焦虑与平静策略联系起来

● 教给孩子在什么情况下需要告诉别人自己需要平静

● 鼓励孩子与别人分享自己的喜爱和感激之情（最好通过示范如何表达尊重、喜爱的反应和图形来教给他）

解决感觉处理障碍学生问题的工作清单

有感觉处理障碍的学生经常会有扰乱课堂和干扰同学学习的行为。学校的团队可以根据下面的问题清单，围绕ASD患儿可能表现出的行为来解决问题。但必须记住的是，每个孩子都有自己的特点，异常行为也是由不同的因素激发的。要弄清其中的真相，你就要像一名侦探一样不放过任何蛛丝马迹，因为真相永远不会明摆在那里。不过，只要你悉心观察和调查，总会找到事情的原因。为了能够观察孩子的运动企划、感觉处理和坚持完成任务的能力，鼓励他们参加进来。改变行为的策略可以提高学生的学习能力和课堂参与度。

孩子的姓名：_____

日期：_____

作业治疗师：_____

1. 这种行为的原因是什么？

- 试着去了解所观察到行为背后的真正原因。

- 让学生知道你正在努力地了解和尊重他。

- 让学校团队成员填写问卷来扩充自己的信息。

- 观察学生在一天中不同时间对不同感觉刺激的反应（考虑到疲劳、情绪波动等因素）。

什么时候会出现异常行为？_____

_____

_____

_____

什么能帮助学生停止异常的行为？ _____

_____

2. 学生的动机是什么？

学生是否用感官刺激来让自己平静下来？ _____

_____

是否有能激发学生动机的玩具/活动/项目/音乐？ _____

_____

3. 行为是否可以改变为：

在教室里可以接受？ _____

_____

学生的需要得到满足了吗？ _____

_____

4. 是否可以更改课程安排及 / 或环境以满足学生的需要？

是否可以在一天的开始而不是结束时进行更有组织性和更集中注意力的活动？

_____

是否有安静的时间，让老师更能关注到每个学生？

_____

攻击性的感官刺激能被最小化吗？有组织的感官刺激能被增加吗？

_____

是否可以将平静的感官刺激安排到孩子的一天中，以增加平静（感觉食谱）？

_____

_____

5. 结构化和常规是否有助于学生预测即将发生的事件?

　　沟通辅助工具能否成为学生一天日常安排的一部分,以增进其对当天事件的了解,并给人一种可控制感?

_____

6. 感官刺激的感觉可以改变吗?

　　是否可以配戴加重背心、耳塞或娥兰镜片? _____

_____

　　可以融入语言或视觉辅助策略吗? 怎么做? _____

_____

7. 如何促进学校团队、家庭和社区机构成员之间的沟通,以确保在各种环境中的策略和理解保持一致?

_____

_____

_____

8. 其他策略:

_____

_____

_____

_____

_____

_____

家庭与学校之间的沟通

ASD患儿都会在一致和常规的环境中茁壮成长。如果学校和家庭都能提供一致和常规性的环境，那么孩子的学习技能会快速提高，并且也容易适应。但如果要做到家校一致，离不开良好的沟通。很多学校和幼儿园都建立了家校联系册。这种沟通也可以通过电子邮件进行。家长可以通过联系册了解孩子在学校一天的情况，特别是孩子的沟通技能是否正在发展。联系册中应该概括家庭和学校为了儿童的利益应共同努力的要点。

活动项目：

这里要求你给孩子参加的活动起个名字。

活动目标：

做这个活动的目的是什么？比如说，社交、学习日常生活的独立性、认知技能、精细运动技能、大肌肉运动技能、语言、沟通、音乐以及练习轮流完成任务。

孩子的表现：

孩子是怎么做的？（详细描述，以便在本学年晚些时候与现在对比，衡量学生的表现。）孩子的独立性程度有多高？他们喜欢这个活动吗？他们在活动中坚持了多久？

策略：

活动调整过吗？怎么调整的？环境调整过吗？怎么调整的？是否使用了视觉策略？使用了哪些？怎么使用的？是否使用了听觉策略？使用了哪些？怎么使用的？用其他策略来弥补运动企划困难吗？使用了哪些？怎么使用的？

家庭与学校沟通的联系册

活动内容	活动目的	孩子的表现	策略	家庭／学校的建议

家庭 / 学校的建议：

家庭的建议——哪些活动可以在家练习，以加强孩子对这项任务的理解和独立性？

学校的建议——哪些活动可以在学校重复使用，以支持孩子在家的学习？

在教室里保持平静

我们需要为有感觉处理困难的孩子提供一个适合的环境，让他们处于平静和准备就绪的状态。人们针对表现出焦虑的孩子，研究出了几种干预措施（Groden，1994）。而且，人们通过反复试验发现，还有很多其他策略可以显著降低焦虑（发生焦虑行为时，孩子就不会学习）。焦虑表现为多种形式，比如讨厌别人注视自己、手抖、咬东西、触觉防御增强（对触碰有负面的反应），其他异常的动作行为。这时可以采用下面的方法：施行平静技术，或者把他从感觉超负荷的情况中解脱出来。

减压玩具筐

找一些不会打扰其他孩子的安静小玩具。比较常用的有：

- 弹性橡皮泥（自制的方法参见第九章）

- 减压球（很多玩具商生产了很棒的减压球或减压奇异蛋；打折店里也经常可以买到软软的减压球或动物玩具）

- 减压面粉球（自制的方法参见第九章）

- 详细的建议参见第九章

可穿戴的物品（能让孩子平静的深层触压）

- 加重背心（自制的方法参见第九章）

- 加压背心或挤压背心

- 放在膝盖上的桌板或膝上玩具蛇（自制方法参见第九章）

- 遮阳帽或棒球帽/太阳镜

教室里的设备

- 软垫椅、独脚无背椅、四脚靠背椅、太空球椅、楔形坐垫

- 降噪耳机

- 缠在椅子腿上的带子（孩子通过踢它获得深层的本体感觉输入）

- 舒适的座椅（水枕、懒人沙发、洗衣筐、固定在轮胎里的球、摇椅、滑板）

- 水瓶或其他用嘴玩的玩具

课程 / 作息调整

- 增加活动的机会

- 活动时间多于听课的时间

- 让孩子不是因为受到惩罚离开教室（如，老师与办公室商量好，可以随时接受孩子送来的纸条）。这些任务对孩子非常有用处，提供了平静的运动机会，可以让他们从教室的感官超负荷中休息一下

- 放松策略

第八章

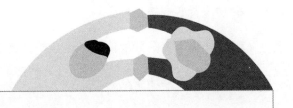

感官活动练习建议

本章中介绍了很多种多感官活动，它们可以在游戏过程中提供触觉、前庭和本体感觉刺激。

所有这些活动都已经很成功地用于ASD儿童，其中有些活动是孩子们都很喜欢玩的传统游戏。而另外一些是专门为ASD儿童开发的（考虑到他们可能存在的理解、感觉统合、运动企划、动机和注意力等问题）。

我们尽可能提供一些低成本的简易游戏，并且侧重于对家长、教师和幼儿园的实用性。随着互联网的不断发展，博客、Facebook和Pinterest等社交媒体网站上每天都有很多新的建议。而且，我们也鼓励你把自己的创意分享给大家，上传你的成功经验。你也可以搜索图片或"DIY"（自己动手）一词，借鉴他人的创造灵感。

这些活动最好在结构化和日常的环境中进行。活动可分为以下几个部分：

● 感觉食谱的活动

● 触觉活动

  ● 通用活动

  ● 学会用手指去感受

  ● 触觉游戏的方法

  ● 前庭活动

  ● 本体感觉活动

- 嘴部活动

  - 学习用吸管喝水

  - 学会吹气

  - 学会咀嚼

  - 让嘴巴动起来

  - 学会让下巴干爽

- 精细动作活动：

  - 一般活动

  - 用手拎重物活动

  - 可食用精细运动游戏

  - 可食用的面团

  - 自制弹性橡皮泥

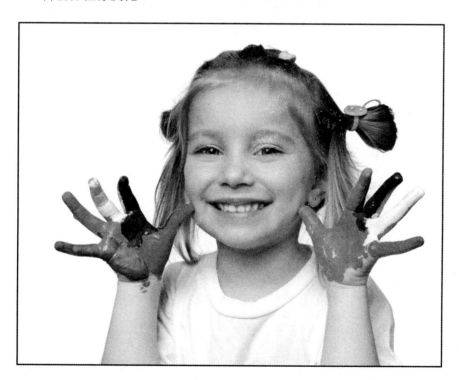

- 粗大动作活动：

  - 游泳

  - 后院和迷你蹦床游戏

- 粗大动作活动的视觉辅助

  - 打闹类/双人体育活动

  - 模仿动物走路

  - 大球类练习

  - 滑板车活动

  - 瑜伽活动

应考虑到食品或感官材料可能导致的过敏。

感觉食谱活动——一般触觉活动

触觉活动是感觉食谱中精细动作技能训练计划的重要组成部分。另外，还可以用它来开发手与手指的意识、精细动作企划和注意力。

可以尝试的活动包括：

- 手工艺制作——手指编织、钩针、彩虹织布机、剪贴簿

- 园艺

- 身体彩绘——用不同的画笔、肥皂蜡笔在身体上画画，或者用粉笔，用不同的纹理擦除

- 按摩/背部按摩——各种乳液，爽身粉

- 触觉探险箱——装有玉米粉、燕麦片、水、沙子、扁豆、爆米花的箱子，或者有专门主题的箱子

- 寻宝——把小物件藏在泥塑面团或触觉箱子里，用手指找到它

- 泥塑面团——参见自制可食用泥塑面团的方法

- 绘画——在户外可以用水，在浴缸里可以用肥皂蜡笔

- 沐浴时间——泡泡浴、肥皂蜡笔、背部按摩刷、DIY制作"浴缸人体彩绘"

- 泡沫肥皂或剃须膏——画画、吹泡泡

- 可食用画——把布丁、酸奶或苹果酱放在托盘上；再把一张纸铺在上面"印出一幅画"

- 多感觉袋子、盒子或书——收集一些小物品和不同质地的物品，给它们分类和排序

- 厨房时间——烹饪、搅拌食材、品尝、闻味儿、洗碗

- 照看宠物——梳毛、爱抚

- 堡垒/藏身处——枕头、围巾、毯子和手电筒

- 精心打扮——准备一个装着手套、鞋子、帽子和围巾的盒子

- 化妆——在脸上和身上绘画、贴假纹身或贴纸

- 蒙上眼睛的游戏——给驴子贴尾巴、盲人摸象（注意：有些孩子会害怕蒙眼游戏）

- 踩石头——小地毯、浴垫、橡胶垫

- 质地触摸板

- 泡泡包装纸

- 黏黏游戏——胶带、比利时麦可贴（或其他单面黏纸）

学会用手指去感受

我们用双手和手指操作物体离不开触觉。三岁的孩子基本上可以不用眼看，单凭

触觉来分辨出他熟悉的物体，可以指出手摸过或弄伤过他们的地方。而像系扣子这样的任务，就离不开手指的精细动作，它依赖于指尖对纽扣的触觉反馈。所以说，大多数触觉辨别能力有问题的孩子，不能完成很多精细动作的任务。

一些感觉统合障碍的孩子会不断地触摸和摆弄物体。他们可能会无意识地把东西放进嘴里（Fisher等，1991）。这是为了寻求额外的触觉输入，因为他们对触觉的反应不足。

对具有触觉防御能力的孩子，我们尽量不要去摸他。但有些孩子却喜欢别人碰他。有的孩子即使没有触觉防御，也不愿意这样，因为触碰会给他造成混乱，让他不知所措。假如孩子不愿意参加活动，或者态度不积极，应该尊重他们的要求，停止活动。

我们在开展触觉活动时要记住一个基本原则，把会让孩子不舒服的活动与坚定有力的触压和本体感觉输入结合起来，帮助孩子调节触觉输入。

可以尝试的活动包括：

● 触觉探险箱：

在一个大塑料箱，甚至是池子里装满不同质地的材料。如果孩子仍然喜欢把东西放到嘴里，可以选用水、燕麦片、玉米粉、果冻或布丁等材料。大一点的孩子可能更喜欢把沙子、大米、亚麻籽、扁豆或豆子等倒来倒去，或者过筛子的玩法。

● 击掌或"推掌（Push Fives）"（由SticKids的作者Meryle Lehn作业治疗师创造）：

可以用推掌代替击掌，它能提供更多的深层触压。让孩子用力推，但不要把你推倒。击掌能够唤起觉醒水平，而推掌有助于孩子的平静和专注。把它作为一种庆祝或问候的方式，比如告别的时候。

● 搭起手塔：

让孩子先伸出一只手，你用手把孩子的手盖住，然后孩子把另一只手放在最上面，你再用另一只手盖住，然后教给孩子怎么快速抽出最下面的手。不断地重复游戏！

● "一个小土豆，两个小土豆"：

让孩子握紧拳头，然后玩普通的击打游戏。

● 用不同质地材料制成的书：

大多数ASD儿童对书很感兴趣，所以我们把这种兴趣和感官辨别任务结合起来。制作一本有触感的书非常简单。你可以收集一些质地对比鲜明的材料。小孩子最喜欢那本叫《老唐纳德有个农场》的书。用不同的布料在每一页上剪出一个动物的形状，并在后面的几页上交替使用这种触感（比如，先粗糙后光滑，先硬后软等）。在剪好的动物形状边上涂上彩色胶水，或者用胶枪把它们粘在硬纸板上。然后，在硬纸板上打好孔，装在三环活页夹中，或者用一个大环把它们串在一起也行。简单举个例子，每页中可以包括：

猪=粗麻布	牛=斑点毛毡
小鸡=羽毛	鸭子=毛巾布和丝绸（用作水池）
马= 起毛皮革	鹅=羽毛
猫 =砂纸	草、太阳等=天鹅绒、网、塑料布

大一点的孩子会喜欢有带字标签的材质书（例如，砂纸可以标记为粗糙）。

● 猜猜游戏：

家长用不同材质来摩擦孩子的手指，让孩子猜出碰到了哪个手指，或用的是哪种材质。

● 唱歌：

你可以查找一些学龄前的数据资源，或者YouTube上的歌曲和活动。在演唱过程中，呈现各种触感玩具，如振动的虫子、丝瓜海绵、各种浴刷、鸡毛掸子等。

● 拉拉手和拥抱：

家长或老师可以牢牢抓住孩子的每根手指，并沿着手指的表面拉拽来提供深度的触觉输入。一边做一边唱"一根小手指、两根小手指、三根小手指"，或者"哪个是你的大拇指？"这样做的效果会很好。大一点的孩子可以自己学着这样做。

● 粘手指：

把翻过来的麦可贴或双面地毯胶带固定在一个平面上。孩子们很喜欢把手（和脚）粘在上面。

● 贴纸游戏：

孩子们很喜欢让你把贴纸贴在身体够得到的地方，然后把它们揭下来。

● 按压指甲：

用力按压每个指甲的根部，坚持5秒钟。大一点的孩子可以自己做。

● 触觉袋子：

把一些布料和小玩具放进布袋里。有些孩子喜欢把手伸进包里挑选东西的那种惊喜感。而有触觉防御的孩子可能要看看他们在摸什么。

可以选择的触觉游戏清单

一些孩子在玩此类游戏时，可能对某些触觉输入有强烈的反应。如果孩子不喜欢这些材料的感觉，就不会主动去玩，游戏就没有任何意义。有时调节一下材料的温度和湿度后，孩子就能够接受。我们看到孩子的手指明显在回避时，可以给他们准备一副手套、钳子、勺子和铲子等工具。这些适应方法还不奏效时，也不要过于强求孩子，而是让他们在一旁观看。新的材料需要多次的尝试。这个游戏的目的是扩大孩子接受材料的范围，或者称为"扩大触觉的窗口"（Wilbarger，1998）。网上的方法琳琅满目，你可以找一种适合自己孩子的方法。

下面的这些活动不适合喜欢把东西放进嘴里的孩子。不过，你可以参阅"可吃的泥塑面团"和"可食用面团游戏"部分。

带香味的面团

将2杯面粉、1/4杯盐、1盒酷爱牌饮料、2汤匙塔塔粉混合在一起。然后加入1½汤匙油。逐渐向混合物中加入1杯开水。加入开水会让面团很黏；等到冷却后，不断揉捏，必要时再加些面粉。用塑料纸包好，存放在冰箱中。它可以在冰箱里保存几个星期，露天下可以存放一周。

无面筋的面团

将½杯白米粉、½杯玉米淀粉、½杯盐、2茶匙的塔塔粉混合在一起。加入一茶匙食用油和一杯水，用小火煮并搅拌几分钟，直到它变成球形。你可以根据需要添加食用色素。与前面的方法一样，面团冷却之前都会很黏，可以把它揉成球状，紧紧地包在塑料袋里，放在冰箱中。

泡泡混合物

将1/4杯洗碗液、1/2杯水和1茶匙糖混合在一起。如果需要，可以加几滴食用色素。许多家长建议使用Dawn Original洗碗皂，因为它的发泡效果最好。如果孩子还不会撅起嘴巴用泡泡棒吹泡，可以先用泡泡管或吸管。

盐面团

将2杯面粉、1杯盐和1杯冷水（食用色素的颜色随意选择）混合在一起。把混合物揉成光滑的面团。加入更多面粉或有色水，以达到理想的稠度。这种混合物在空气中会很干燥。玩的时候可以试试压蒜器，能做出美味的"意大利面条"或怪兽发型哦！魔法泥或魔法糊糊——将玉米淀粉与少量水和食用色素混合。如果混合不均也不用担心。让孩子用小汽车玩具轧过"魔法泥"。魔法泥干了之后，可以用吸尘器吸净。

Drizzle Goo

将1杯面粉与1/4杯糖、1/4杯盐和3/4杯水、食用色素混合在一起。放入一个挤压瓶中。它可以用来做出名片上可触摸到的字母！让它干燥一个晚上。

超级简单的闪光粉笔

把白糖和水混合成糊状，把荧光粉笔浸泡在糊糊中，然后在纸上写字。它干的很快，可用来写出可以触摸到的数字和字母。孩子使用它时需要一些帮助。

剃须膏/泡沫皂/鲜奶油涂料

像按下罐子上的按钮一样容易！适用于在镜子上、窗户上或浴缸里玩。

剃须膏泡沫面团

它会给孩子带来反复尝试的乐趣。将大约3∶1的剃须膏和玉米淀粉混合在一起，做成面团！

前庭觉活动

前庭神经刺激对神经系统的影响十分重要。快速的头部运动往往使人警醒，而缓慢的头部运动往往让人平静。前庭器官位于人体的内耳中，对头部运动十分敏感。前庭感觉还对保持神经系统的有序和平衡起到关键作用。但应该注意，下面的活动必须在监督下进行！特别是应该注意孩子是否出现了感觉超过负荷的现象。

不过，这些现象并不是马上发生的，而是随着时间不断地积累。所以，必须在有经验的作业治疗师指导下，逐渐且谨慎地开发感觉食谱。

以下为消极反应——请注意这些迹象：

● 过多地打哈欠、打嗝或叹息

● 呼吸不规律

● 脸色变化，苍白

● 出汗

● 运动激进

● 焦虑增加

● 瞳孔扩大

● 睡眠／唤醒模式改变

● 整体觉醒水平的显著变化；

　如，睡着或头晕

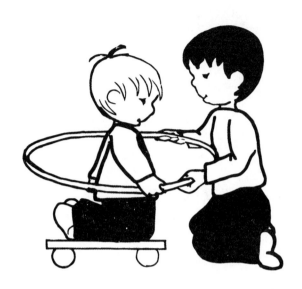

如果孩子表现出上述一种痛苦的

迹象，就应立即停止活动，并找出孩子反应的原因。让孩子进行深压触压或本体感觉

活动，能有效减少过多头部运动带来的强烈反应（Kawar等，2005）。

可以尝试的活动：

● 蹦跳——大球、旧床垫

● 荡秋千——毯子、吊床、幼儿秋千、操场、空中瑜伽秋千、绳子等

● 旋转——转椅、旋转坐垫、滑板车、轮胎秋千等

● 摇摆——摇马、摇椅

● 攀爬——操场、梯子、专门的家具

● 骑玩具——三轮车、自行车、踏板车、旱冰鞋，无踏板自行车

● 行走／跑步／登山／游泳

● 头朝下的游戏——在沙发、膝盖上、单杠、秋千上，或者靠墙手倒立、侧手
　翻、翻跟斗

● 打闹／摔跤——在有人推腿时身体摆动做出反应

- 户外游戏——滑梯、跷跷板、过山车、滚下山坡、滑雪、滑冰、攀爬、足球、棒球

- 课间游戏——跳房子、接球、足球、曲棍球、捉人游戏

- 让孩子平静的前庭运动——缓慢而有节奏的直线摆动或摇摆、轻轻跳跃、躺在家长肚子上时从头到脚同时摆动

本体感觉活动

本体感觉输入对神经系统有强大的镇静和舒缓作用。由于这种感觉很少是压倒性的，所以身体才能不会采取过多的防御措施。把这些活动融入到感觉食谱中，对感觉反应过度的孩子非常有用。它们可以抑制或防止对感觉的不适反应。

可以尝试的活动：

- 爬楼梯／滑楼梯——从楼梯上颠簸着爬下来，或者像蛇一样头朝下爬下来

- 爬行——四肢着地爬过隧道或箱子

- 撞到软垫上

- 拔河——用绳子、围巾、无弹力的带子

- 打闹——摔跤

- 拉／推——比较重的货车、独轮车、手推车

- 接球／投球——较重的球、沙袋、重一点的毛绒动物玩具、豆袋、靠垫和枕头

- 踢球——足球、大球

- 搬运重物——杂物、箱子、书籍、水桶、水宝宝（把苏打水瓶装满水）

- 游泳／额外的洗澡时间——可以增加有用的负重

- 大球活动

- 滑板车活动

- 学动物走路

- 推独轮车

- 拆开有需要一定力量的玩具/物品——

  乐高玩具、磁力球、弹力玩具等

- 敲击/滚动——橡皮泥、粘土

- 打沙袋或绳球

- 在枕头、垫子或懒人沙发之间挤来挤

  去

- 伸伸懒腰

- 关节按压

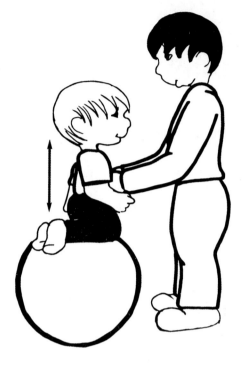

- 包括推、拉、举、提、拖和/或跳的任何活动

- 剧烈运动——俯卧撑、仰卧起坐、倒立、拔河

- 用塑料棒击棒球

- 别人抓住孩子双腿时，他开始用力摇摆

- 抓住并悬吊在家长的手臂或单杠、吊架，引体向上

- 搅拌蛋糕糊、布丁

- 推墙或推别人，推或拉自己的手

- 振动（靠垫、玩具、电动按摩器）

- 粗大动作的活动——背包徒步旅行、骑自行车上山、障碍训练、伸展运动、肌

  力和拉伸训练

- 按摩

- 咬、嚼和咬碎硬一些的食物，或者咬牙胶棒

- 腹式呼吸

● 穿上加重背心、加压背心、加重腰带、在脚踝或手腕上负重

嘴部活动

学着用吸管喝水

学会用吸管喝水在我们的生活中很重要。对于大多数忙碌的家庭来说，在包里放一个饮料盒既方便又干净。吮吸也是一种镇静和条理化的活动，不但需要闭上嘴唇，嘴唇还要有一定的力量，下颌必须能保持稳定。吮吸还会用到脸颊的肌肉，有助于呼吸和促进良好的姿势。现在，大多数特殊儿童的产品中都包含了大量的嘴部运动产品，来提高这些技能。新产品也在不断涌现，你可以请教一下作业治疗师或言语语言治疗师。

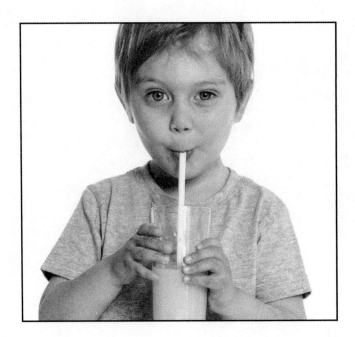

可以尝试的活动包括：

● 如果一开始有些困难，可以先给他一盒喜欢的饮料。

● 有必要的话，你可以让孩子先适应一下吸管（找一支硬一点的粗吸管，比如

饮料吸管），先把吸管插进饮料中，然后用手捏着吸管放进孩子的嘴里，等着或帮着孩子用嘴唇把吸管夹稳，松开手指让饮料吸进嘴里。当孩子知道吸管可以流出好喝的饮料后，将吸管插进饮料盒中，并轻轻挤压饮料盒，让少量的饮料进入吸管，等着孩子咽下去。就这样不断地轻轻挤压，逐渐地减少提供的帮助。

- 市场上的很多水瓶也可以这样用。选择一个带吸管并且可以挤压的塑料瓶（比如说，运动水壶或者透明的乐柏美水壶）。然后根据需要把吸管缩短一些。试试水壶是不是很容易挤动，水能不能在吸管里上升。

- 改变不是一件轻而易举的事情，很多孩子都不愿意接受新鲜事物，不过也不要轻言放弃！

- 每天都要把吸管拿出来几次，坚持至少两周，然后再决定孩子是不是已经准备好了！

- 用不同粗细的吸管（比如，卷曲吸管）、各种黏稠度的饮料培养孩子的吸吮能力，比如在苹果汁里面掺上苹果酱、冰沙、奶昔、稀酸奶或果泥等。让孩子试着吮吸切成楔形的水果和冰棒，或者用汤匙喝汤。

更多的其他活动

- 空气进出口琴和哨子等玩具能发出声音，让孩子交替练习这两种嘴部动作，成为乐队的小指挥！

- "我是吸尘器"——用嘴吸一块彩色的轻泡沫（2.5厘米见方），一边吸一边把它移到一个浅碗里。然后再让孩子把自己想象成一阵风，用嘴把泡沫从碗里吹出来。

- 你可以教给孩子"深吸气"来提高他的这个技能（这也是一种很好的放松训练）。用吸管的一端练习吸起小糖果，教给他们怎么深吸气。跟孩子进行一场比赛，看看20秒钟内谁吸走的糖果最多，再把吸走的糖果作为奖品送给孩子！不过，应该注意糖果不能太小，不能通过吸管吸进嗓子里。

学会吹气

吹气可以很好地促进嘴唇闭合、呼吸、发音、下颌稳定和语音的递变。另外，它还有利于舌头、脸颊、下巴和嘴唇肌肉的发育，以及感觉运动系统动作的组织。试着让孩子进行一次更深长的呼吸。

可以尝试的活动包括：

- 用不同的泡泡棒和玩具在浴缸里吹泡泡。这类玩具含在嘴里的部分都不一样，所以嘴的位置也不同。很多不能用普通"泡泡棒"吹泡泡的孩子，可以用泡泡管或泡泡吸管吹出泡泡来，因为嘴唇能够更好地控制它们。

- 吹一些能发出声音的东西，如聚会时用的小喇叭、风车等。

- 乒乓球台上的乒乓球（爱运动的孩子喜欢玩）。一元店里有很多各种玩法的乒乓球，或更千奇百怪的球。可以在球台上摆设一些障碍，比如用书摆出边界，不让球掉下台子。你可以和孩子来一场比赛，看看谁能把球从对方的台子那头吹出去。

- 教孩子用吸管在水里吹泡泡（……不过，玩过之后要告诉他，如果日常时这样喝水是很不礼貌的！）

- 给孩子一支口琴，练习交替吸气和呼气，发出不同的声音。

- 给他们一个哨子（最好在户外玩）。

- 利用羽毛（来自枕头、鸟或工艺品商店）；把它放在孩子的手里，让他吹掉。如果不太容易，可以试试聚会小喇叭上的羽毛和球类玩具。因为羽毛比球要轻，吹动它需要的空气少，所以更容易玩一些。逐渐地增加物体的重量，比如改成乒乓球和棉球。

● 让孩子用不同的方式吹灭蜡烛（从嘴的前部或两侧）。如果孩子不太会撅起嘴唇，你可以用手拖稳他的下巴，这样会好一些。必要时，你也可以帮他们把嘴唇合在一起，然后让孩子用力呼气，吹灭蜡烛。逐渐地增加距离和蜡烛数量。

学会咀嚼

许多患有ASD的孩子对嘴的感觉意识较差，或者肌肉张力较低，这都会造成他们无法很好地咀嚼食物。所以，他们可能不喜欢吃某些东西。但如果孩子处在舒适和安全的姿势时，嘴部动作的练习可能就会更成功。要确保孩子的两脚着地，桌面高度与双肘持平，或者稍低一些。

可以尝试的活动包括：

● 吃饭前可以玩一会儿电池供电的振动器/按摩器（如Z-Vibe），如果他脸颊和舌头肌肉张力较低，可以用它来增强肌肉张力。

● 刷牙时可以刷刷舌头的两边。这样可以促进舌头侧面的运动，咀嚼时离不开这个部位。电动牙刷是刷舌头的好方法。

● 用牙刷给脸颊内侧提供更多的感觉刺激，或者用手指向外按压脸颊内侧。

● 咀嚼动作是由舌头和脸颊合作来完成的。咀嚼协调性不好一般是因为脸颊活动性差造成的。

● "咀嚼棒"其实就是一根末端缠着纱布的冰棒棍儿，纱布上蘸有橙汁、葡萄汁等（孩子喜欢的东西）。孩子咬着有纱布的一头可以尝到味道。

● "咀嚼宝"是用一根结实的绳子栓着的一串纱布，纱布上有好吃的食物。把纱布弄湿，将"咀嚼宝"放在孩子的臼齿上，让他一边咀嚼，一边品尝好吃的"宝藏"。最好是用多汁的食物（橙子、苹果、焦糖、奶酪等），这样可以帮助孩子把食物放在臼齿上咀嚼，防止食物掉到舌头中央或嘴的后部。一开始使用咀嚼棒和咀嚼宝时，你可能要先把它放进孩子嘴里，并推动他的下巴运动，直到他学会这个动作（Morris和Klein 1987）。

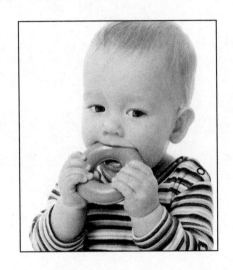

说话工具（Rosenfeld-Johnson）是一种用于吹气、咀嚼和解决流口水问题的套件。不过请注意，科学研究不支持利用非语言的嘴部运动训练来发展语言能力（Bowen，2014）。

让嘴巴动起来

为什么要做这类活动呢？

Williams和Shellenberger（1994）在他们的著作《自我调节警觉程序》（Alert Program for Self Regulation）中指出，嘴部运动的输入对神经系统的反馈非常必要。此外，Oetter、Richter和Frick（1993）在他们的著作《让嘴与感觉和姿势功能的统合更多一些》（MORE：Integrating the Mouth with Sensory and Postural

Functions）中强调了嘴部运动刺激在调节注意力和情绪方面的重要性。这两本书都是很好的资源。

可以尝试的活动

- 能促进吹气、吮吸和咀嚼的活动

- 用牙刷、NUK牌牙刷、Toothette海绵棒或纱布刷牙

- 舔冰淇淋、冰棒、棒棒糖、贴纸或邮票

- 寻找甜味，通常让人平静（无糖糖果、甘草）

- 寻找酸味，通过让人警醒（酸糖、冰棒、柠檬水）

- 记住，辛辣和苦涩的食物最能提神（墨西哥玉米卷酱，肉桂心）

- 提供冷冻食品，冷能让人警醒（冷冻葡萄、冰块、冰棒）

- 振动可以让人警醒，也是一种感觉的输入；可以使用电动牙刷、振动出牙玩具或小型电池按摩器

学会让下巴干爽

下巴经常湿乎乎的或流口水是很多ASD儿童常见的问题。流口水太多不但给孩子带来麻烦，别人看见也会很尴尬。ASD儿童流口水是因为感觉处理有问题，他们一直用嘴巴呼吸，并且总是习惯张着嘴的孩子，嘴唇不能完全闭合。这样口腔内的负压就会下降，造成舌头上的唾液不足。通常，患有呼吸道、上呼吸道、过敏或鼻窦疾病的儿童都有张着嘴的现象，因此应该首先把这些疾病治好。

其他与感觉有关的原因包括：

- 口腔敏感度下降，造成吞咽延迟（孩子没有感觉到唾液聚集，就不会得到吞咽的信息）。

- 对湿与干的感觉下降。许多流口水的孩子没有这种感觉辨别能力，因为他们的下巴或嘴唇周围总是湿乎乎的。假如我们能尽量让孩子的下巴和嘴唇干爽起来，他就会有了一种对比，知道什么是湿，什么是干，甚至会自己主动擦干湿湿的下巴。

可以尝试的活动包括：

- 如果家长、老师或其他人员愿意的话，建议尽量让孩子的下巴保持干爽至少两周。随时给他准备一条干毛巾、网球腕带或一条棉布大手帕。用轻轻按一按的动作吸干口水，而不是用力擦干。一开始你需要经常关注孩子的下巴，随着孩子自己意识的逐渐增强，关注的时间可以延长。

- 指着孩子干干的下巴，告诉他们什么是"湿"和"干"。让孩子看镜子里自己干净的下巴。

- 与布偶或布娃娃玩过家家时，强调湿与干的概念。

- 另一种方法是使用语言或视觉提示卡片来增加孩子对"湿"的意识，然后咽下口水。网球腕带（两个手腕各戴一条）不但可以用来擦下巴，也可以作为一个视觉提醒，让他想起咽口水。当孩子的下巴又湿了时，用文字或图片指导他用两手擦干，然后咽下口水："擦、擦、咽"。家长或视觉提示卡预先设定的擦下巴信号也会很有用。

- 如果孩子的吞咽顺序有问题，可以向他一侧的嘴里喷一些水，进行吞咽的练习。根据孩子的年龄告诉他，你是"正在喂小象宝宝的象妈妈"，或者讲一些好笑的故事。用饮水盒、喷射玩具或注射器当作大象的鼻子。连续做"喷、咽、喷、咽"的动作。同时，也别忘了让孩子有喷水玩的机会。

- 如果这样不解决问题，请咨询语言治疗师、耳鼻喉科医生或牙医。

精细动作活动

许多ASD患儿有明显的精细运动延迟。这些延迟可能与感觉统合受损有关。如果孩子存在触觉防御，他通常会避开需要手指的活动，这也会导致精细动作发育延迟。下面是我们最喜欢用的精细动作活动清单。

一般活动用具：

- 喷水瓶和喷枪，用来发展手的技能侧（大拇指这一侧）

- 学习使用剪子前的钳子

- 用来玩水和空气的挤压玩具

- 眼药水瓶

- 旋转陀螺

- 发条玩具

- 双手建筑玩具—— 得宝玩具、乐高、万能工匠、串珠、缝纫板

- 烘烤、搅拌、滚压、捣和倒出

- 洞洞板

- 锤子和钉子

- 泡泡包装纸

- 扑克牌——练习交易、数数

- 储蓄罐里的硬币

- 拼图、积木

- 化妆娃娃和动作玩偶

- 打开和关闭的零食容器

- 宾果涂抹工具、手指画、水画、黑板

- 晒衣夹游戏

- 松紧带

- 手工艺品

- 安装了很多能锻炼手指"捏"这个精细动作应用程序的平板电脑；作业治疗师最喜欢的APP是Dexteria和Dexteria Jr。

双手的负重活动

对于需要或喜欢"制造混乱"的孩子，在进行构建类、拼搭类活动之前，先进行这种活动。这种活动需要一定的力量，同时也能为手和手指提供触觉和本体感觉输入。

- 拉/捏/剪/戳——玩一玩泥塑面团、橡皮泥、自制的软泥（把一个小东西藏在里面让孩子找）

- 撕开放鸡蛋的纸盒、纸板箱

- 压碎——找一个压扁易拉罐的机器，看看多快能把它压扁

- 泡泡包装纸

- 撕毁旧杂志、旧报纸、旧床单

- 把棉花糖等软东西弹射到靶子上

- 掰断冰棒棍儿，把它们扔进垃圾桶

- 将高尔夫球钉戳入泡沫塑料或塑料容器中

- 碾碎饼干——将孩子最喜欢的饼干放进一个结实的袋子里，用手或工具敲打压碎，然后洒在冰激凌上或者冰沙里

- 揭除贴纸——把文件夹或其他卡片叠好，把大大小小的贴纸贴满，然后让他揭下贴纸

- 用打孔机在纸上打孔

- 撕碎纸

- 扔冰块或打碎冰块

- 压碎水晶宝宝小球

- 用小弹弓向靶子上射棉花头箭

- 拉开玩具；如波普珠珠、鬃毛积木、乐高玩具、磁力玩具或互锁的构建类玩具

可食用的精细动作游戏

　　患有ASD的孩子往往不愿意玩普通的手工艺品，而美食会激发出他们的兴趣。许多孩子仍然会把嘴作为获得感觉的门户（Morris和Klein 1987），特别是在他们存在感觉防御时。尽管这有时让人感到头疼，但如果在活动中融入品尝或舔的动作，他们就会愿意参与其中。但应该注意，下面的活动都必须在监督下进行！而且，也应该由易到难，循序渐进。祝你们玩得开心，吃得愉快！

创意画（视觉－运动）

- 粉末的力量：

　　将面粉、糖粉、可可粉、果冻粉或饮料粉薄薄地撒在桌布上或桌面上。教孩子怎样在粉末中画一条路，或者火车道。

- 布丁涂鸦：

　　让孩子帮你做即食布丁或去买个布丁。用手指蘸着布丁在纸盘子上或白纸上涂鸦。你们的作品需要一段时间才能变干。如果你愿意，也可以让孩子舔舔手指，获得非常好的嘴部运动体验！

- 果汁色块：

　　将颜色较深的果汁（如，紫色、橙色、粉色）冻成冰块，把冰块拿出来在白纸上画

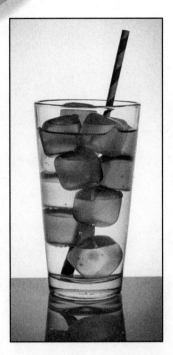

画，剩下的水放进冷饮里。

● 魔力牛奶画：

打开一罐加糖的炼乳，放入松饼罐中，加入几滴食用色素，然后用棉签来画画。画出来的画闪亮又好看！

双手任务练习（双侧协调，手指灵巧）

● 做食物项链：

把圆形谷物（如水果圈）穿成稳定的一串，比如串在吸管或烟斗通条等上面。

"穿好一串就吃掉一串"，所以越玩越爱玩！先用甘草丝串起来，再用硬塑料线串起来，最后再用绳子串起来（也可以把多滋乐甘草糖切成珠子大小的小块，代替谷类食品）。

● 打开东西的能力：

收集一些透明的小塑料瓶和容器。随身携带一些小麦片或葡萄干，但一定要让孩子打开罐子才能拿到！先让孩子试试最容易的弹开式瓶盖，然后再打开螺口瓶盖。通常孩子会用惯用手打开瓶子，另一手作为辅助。你也可以手把手地教给孩子，然后慢慢地减少帮助。

● 学会涂抹：

使用塑料餐具、木制压舌器或冰棒棍儿作为餐具。儿童用的短柄刀也可以。大米饼或面饼不像饼干或面包那样容易散碎。

● 疯狂的棉花糖：

找一些牙签和不同大小的棉花糖。把牙签扎在棉花糖上，让它们浑身长满刺。也可以做成有主题的人物、雪人或车辆。

让可食用面团游戏给精细动作带来乐趣

许多孩子在玩面团时，仍然把嘴巴当作"感觉的入口"。下面和网上的很多方法都能用来玩面团游戏！玩之前一定要先洗干净手，并准备一个好玩的工具（用专用的饼干模具来庆祝节日）。祝你们玩得开心，吃得愉快！

花生酱泥塑面团

1杯花生酱

3汤匙红糖

1汤匙生燕麦片

1杯玉米糖浆

1½杯糖粉

1½杯奶粉

用手把它们混合在一起，再加入糖或干牛奶，直到可以揉捏它。加入燕麦片或脆米花来增加口感。没有玉米糖浆也可以做面团，只不过需要"根据感觉"来调整面团的干湿程度。

肉桂苹果酱面团

2杯肉桂

1杯苹果酱

加入足够的面粉达到你需要的稠度。这种玩法非常适合秋天的主题！

自制弹性橡皮泥

许多孩子喜欢学习捣、滚、挤压或切的动作时，可使用弹性橡皮泥和泥塑面团。

泥塑面团很容易碎，在大一点的孩子看来玩这种东西有些太幼稚。这种橡皮泥可以做的硬一些，适合用另一只手扶着切开。虽然它不是很容易用剪刀剪断，但是它的硬度提供了更多的触觉和运动反馈。它更适合玩一些充满想象的游戏。玩的时候，可以用它暂时黏住一些东西。而这种橡皮泥的硬度还有利于增强手指的力量。这种方法比较经济，可以代替弹性橡皮泥，但是如果孩子还是喜欢吃手指，我们建议不要用它。孩子们聚在一起玩儿会很有趣，但我们还是先让孩子体验一下，看看他感觉如何。

自制弹性橡皮泥的方法：

将½杯水，½杯白乳胶和食用色素混合在一起（蓝色的东西看起来最不能吃，用这种颜色从视觉上阻止孩子把它放进嘴里）。

将另外的½杯水与1茶匙硼砂放入量杯中。

将上述材料混合在一起，不断揉捏直到胶水变成糊状，然后逐渐加入玉米淀粉，继续揉捏成固体。

存放在密封容器内；比如，塑料袋或拉边袋内都可以。这款自制橡皮泥的一大优点是，你可以不断地添加玉米淀粉，使其质地柔软且坚固。它很容易揉捏成型，而且和大多数软橡皮泥比起来，不是很容易就能拉断。你加入的玉米淀粉越多，它的粘性就越低。这种配料量足够8～10个孩子玩。

弹性橡皮泥游戏：

● 准备一个装着弹性橡皮泥的大塑料盆，把它和饼干模子、剪刀、擀面杖一起放在桌子上。把小玩具或硬币藏在里面以增强手指的力量。

● 在锻炼指尖的力量时，让孩子用一只手的拇指和食指来滚动恐龙宝宝蛋或外星人蛋（任何圆形的小蛋都可以）。另一只手拿着玩偶或遥控器假装"吃掉"这些蛋。

● 用牙签制作一些"生物"。

大动作活动练习

手臂、腿部和躯干肌肉的主动运动对很多孩子都有好处。锻炼这些肌肉可以促进他们的力量、耐力、姿势、平衡和协调。近来的一些研究证明了运动在促进大脑健康方面有重要作用（Ratey 2008）。孩子参加体育课和休闲活动，高度依赖于大肌肉运动技能。患有ASD的儿童可能不愿参加这些活动，特别是当他们的感觉运动基础技能薄弱时。因此，日常和比较简单的活动能给他们带来最大的好处。下面是我们最喜欢的大动作活动练习：

可以尝试的一般大动作活动练习：

● 散步和远足

● 跑步、跳跃和单脚跳

● 随着音乐跳舞、走路

● 打球曲棍球、篮球或踢足球

● 跳跃——小蹦床、蹦床（见蹦床活动表）

● 踩高跷（带绳把手的罐子）或"大脚"走

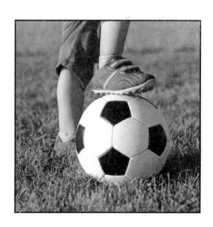

● 翻滚和摔跤

● 捉迷藏

● 在操场上玩

● 保龄球

● 溜冰

● 滑雪——下坡或越野、或者雪地行走

● 轮滑

● 骑自行车或三轮车

● 玩滑板车

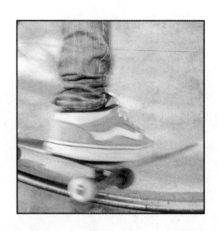

- 玩滑板

- 弹簧单高跷

- 绳球

- 软式垒球

- 跳房子

- 投篮比赛

- 壁球

- 超越障碍

- 沙袋、碰碰球、扔接飞盘

- 田径运动

- 大球类运动

- 游泳

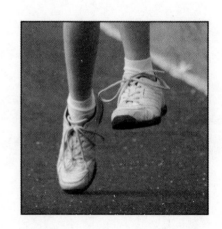

- 滑板车捉人

- 瑜伽、太极拳

- Wii健身或Xbox Kinect体感游戏

- 互动平板（常用于多感官教学）

游泳比赛

　　许多患有ASD的孩子喜欢游泳，也许这是因为游泳是一种完全感觉体验。水的重量和压力不仅能让身体放松，还能增加身体的意识感。对这些孩子来说，室外游泳池、湖泊或海边最好，因为那里的光线自然，而且不吵闹。室内游泳池的灯光照明一般很亮，回声也很响。在我们的文化中，游泳是一项非常重要的安全技能。许多治疗目标都可以融入到游泳之中，因为它总是让孩子跃跃欲试。

可以尝试的活动包括：

把孩子最喜欢的游泳歌曲做成压膜图片。把歌曲与视觉提示图片和动作结合起来。图片也可以放在塑料袋里或透明的乙烯薄膜里。可以让孩子自己选最喜欢的歌曲或游戏。

下面的歌曲可以促进语言发育，提供感觉输入：

- 游啊游，游啊游，在游泳池里真快活（大动作）

- 小汽艇，跑得慢，小汽艇，跑得快，小汽艇啊，快快踩油门！（托着打水板或者拉着手游动）

- 我们吹个大泡泡，我们踢踢脚，我来泼你一脸水……

- 《伟大的老约克公爵》

- 《编玫瑰花环》

- 杰克坐在盒子里，一动也不动，你不能跳进去——我就跳！（跳进水里）

- 矮胖子 or 蛋头先生（从管道跳到水里）

- 划呀，划呀，划小船（利用气垫或打水板）

- 五只绿色斑点的小青蛙（跳进水里）

- 擦呀，擦呀，让愚蠢快跑掉！（利用曲调——《Shake our Sillies Out》，使用治疗刷）

- Hokey Pokey（可以说服不愿意下水的孩子把脸、脚或手放进水里）

- 如果你和孩子玩的非常开心，而且愿意玩吹泡泡——用吸管教给孩子怎么吹泡泡，然后逐渐地把吸管剪短。把乒乓球吹过水面，拿一面小镜子放在水下，鼓励他睁开眼睛并吹泡泡

- 增加游泳的负重，使用脚蹼或其他工具，以增加本体感觉输入

后院大蹦床和迷你蹦床游戏

在后院放上一个大蹦床，不但全家人都能乐在其中，而且还是很好的治疗器材。而室内的小蹦床是一种多功能的器材，能促进运动和身体意识，有助于大肌肉运动技能的发展。

但玩蹦床也有一定的危险性。蹦床的安装必须稳妥，而且孩子应当在大人的监护下才能玩。建议每次蹦床上只有一个孩子，但有些时候这也不太现实，可能需要有其他人来帮助他们。负责看管孩子的家长可以与孩子一起上蹦床，但前提是大人不能蹦得太高，而且要留在蹦床的中间。家长体重太大、孩子体重太轻的组合最不合适，家长应该学会怎么在蹦床上立即停止跳跃（停止跳跃、弯曲膝盖来缓冲反弹力，必要时伸开双手保持平衡）。同时，也应该教会孩子这个动作，可以用停车标志或代表红灯的红色圆圈作为视觉提示。这是一种早期的协同调节技巧；家长可以帮助孩子抑制跳跃或奔跑的运动动作。孩子会慢慢地学会抑制自己的行为；这是自我调节的一个重要部分，也是安全玩耍所必需的。孩子们必须练习冒险！

室内小型蹦床一般比较安全。但前提是必须遵守基本的原则，比如每次上一个人，远离尖锐或坚硬的家具，需要时可以用手扶着孩子。

尝试的活动（从易到难循序进行）：

- 手拉手坐下来，唱着歌，"我们在大蹦床上蹦蹦跳跳（曲调：《Bouncing Up and Down in My Little Red Wagon by Raffi》）"，或者唱"划呀，划呀，划小船，摇摇摆摆，轻轻跳"。

- 跪跳站起——让孩子面对面地拉住你的手。

- 站起来——与上面一样拉着孩子的手，或者让孩子转过身背对你，一边唱歌或数出和有节奏的弹跳，一边用腿给孩子做深层触压。让另一个人观察孩子的面部是否有不适的表情。 大多数孩子不会害怕，觉得这个位置很安全，非常喜欢这个游戏！

- 碰碰车——孩子学会到处跑之后，在有监护的情况下，用一种安全方式玩"碰撞"和摔倒游戏。利用双肩或背部撞击，双臂交叉，不得推挤。

- 《编玫瑰花环》——大家都摔倒后，一定要让孩子把大家拉起来。游戏中一定要有这个环节！你可以大声喊："谁来帮帮我，把我拉起来啊！"这样不仅能培养互动技能，还能提供良好的感官输入。

- 玩"坐在球上的矮胖子"游戏（拿一个球坐在上面）。蹦床是能体验到摔倒的安全有趣的地方。

- 赛车道——用彩色的圆形图画纸做成红绿交通灯，或者使用自制的停止标志。按照指令练习跳起、跑或停止。

- 学各种动物跳跃。

- 坐姿下落、膝盖下落、狗狗式下落（双手双膝着地）。

- 滚动游戏——在蹦床上滚来滚去，滚到别人的身上，一边唱："床上有十个小朋友"，孩子唱："我累了，翻个身……"注意要仔细观察前庭输入敏感孩子的反应，因为可能会对他们造成很大的刺激。

- 捉人游戏——追逐和捉人。

大动作活动的视觉辅助工具和策略

建议孩子经常进行需要大运作的感觉运动或全身活动。这类活动对神经系统发育的效果已经被大家认可。不过，由于ASD患儿存在沟通和运动企划障碍，所以很多活动都很难教给他们。Hodgdon（1995）发现，视觉辅助对有听觉处理障碍和沟通问题的孩子很有效果。目前有很多可以使用的图片符号（例如，Mayer Johnson的

Boardmaker），但是适合感觉运动活动的图片还不多。本书为你提供了一些能帮助孩子参与特定的大肌肉运动的简单视觉提示。

在过去的十年里，适用于ASD患儿运动障碍的资源数量猛增。视觉辅助工具的形式多种多样，包括YouTube、智能手机、平板电脑和电脑上的程序。更多的想法参见第九章资源部分。

这些视觉辅助工具是由本书作者之一Shirley Sutton开发的，并由经验丰富的儿童保育者Marion Foubert为其配图。另外，我们还为你提供了一本瑜伽小册子（由Paula Aquilla插图），我们发现这本小册子对我们的孩子很有用。

我们在工作中发现，图片在作业治疗过程中非常有用。它们能增进孩子的理解，促进他们的排序技能，提高对任务的注意力。我们还发现，当孩子们在视觉上对即将开始的活动有所准备时，就更愿意配合。通过使用长期固定下来的图片顺序，孩子们可以学会游戏，并能选择喜欢的游戏。治疗训练变得更有互动性，增加了学习的动机。事实上，在Ayres感觉统合疗法中，自我导向的活动被认为是运动企划的关键（Ayres 1975）。

线条图的效果要比图片好一些，因为它不会分散注意力。这些图片专为孩子设计，你可以挑一些他们喜欢的打印出来，并剪好放入小相册里。这些图片，或者你自制的视觉辅助工具都非常值得一试！很多孩子在理解、过渡和配合方面都出现了立竿见影的效果。图片还能帮助家长和老师定义活动的开始和结束。Quill（1995）也指出，具体的图片提示是非常宝贵的辅助手段，它可以帮助ASD患儿在偏离常规的最后一刻改变计划。

Mackenzie（2010）建议，在教给孩子行为自我调节的运动调节时，应该循序渐进。这个过程应先从孩子模仿身边大人的动作开始，然后模仿图片中的动作，这种模仿比较复杂，因为图片上的动作是静止的，需要形象的思维。然后再进行动作与简单的口语指令配对（注意孩子同时处理声音和视觉输入的能力）。

人们已经为五种主要的活动类型开发出了图片。

● 打闹类/双人体育活动：

这类活动的特点是孩子面对面互动，培养他们注意力的广度和互动技巧。当孩子们玩得很开心时，会促进沟通的技巧，以及运动和感觉的技能。利用孩子对运动和深层触压的喜爱，来培养互动游戏。在一个游戏中反复使用熟悉的歌曲是增强孩子语言技能的最好办法。

● 学动物走路：

这类具有挑战性的姿势非常适合家里的休闲时光，或者学校里大家围坐游戏时，或者孩子在不同环境的过渡阶段。这种活动提供了大运作的肌肉活动，可以增强身体的意识，并有助于运动企划。这些视觉提示对互动游戏也很有效果，比如Mother May Ⅰ。不会说话或说话不多的孩子，很喜欢把这些图片贴在一个大骰子上，轮到他时扔骰子来决定动作。

● 大球练习：

大球练习对孩子非常成功，因为它们提供了运动输入和压力输入，让孩子很有游戏的动机，增加了他的组织能力。这些图片可以把大球游戏变成一系列的互动和交流技巧游戏。比如说，轮流游戏、做出选择、请求帮助、说"停/走"等等。Mackenzie（2010）建议教给孩子从手开始意识到身体的各个部位，逐渐发展到整个身体。这些大球练习的图片能很好地把注意力集中在身体的特定部位，以及调节一个人运动的力量。有些球技需要较大的运动反应（如，"用力击球，让拳头像石头一样硬。轻轻拍球，就像羽毛那样"）。

很多商店都能买到治疗球。花生球更适合存在明显平衡问题的孩子，另外也会给孩子一种新鲜感。你也可以从玩具店买一个比较便宜的球，也没有问题。带扶手的羊角球也行，玩的时候不要扶把手就行了。

● 滑板车活动：

下面的图片提供了这种常见器材的治疗思路（有关自制治疗器材的方法，参见第九章器材部分）。滑板活动适合于运动、身体意识，以及基础运动技能，如背部伸展、坐姿、手臂和颈部力量以及核心稳定。

● 瑜伽活动：

瑜伽练习可以站着、坐着和在地板上进行。我们发现孩子转换姿势时有一定的困难，因此设计了一组只适合站立的姿势。我们建议把呼吸融入每个姿势中，这样有利于建立核心稳定，因为呼吸时保持姿势的肌肉会稳定身体姿态。姿势的顺序和呼吸的深浅度都可以随意调整。

下面是一些例子，你可以试一试：

● 吸气/呼气——5～10次

● 低树式——右脚抬起，吸气和呼气

● 高树式——右脚抬起，吸气和呼气

● 战士第一式——右脚向前，吸气和呼气

● 战士第二式——右脚向前，吸气和呼气

● 三角式——右脚向前，吸气和呼气

● 变换另一侧，将左脚向前

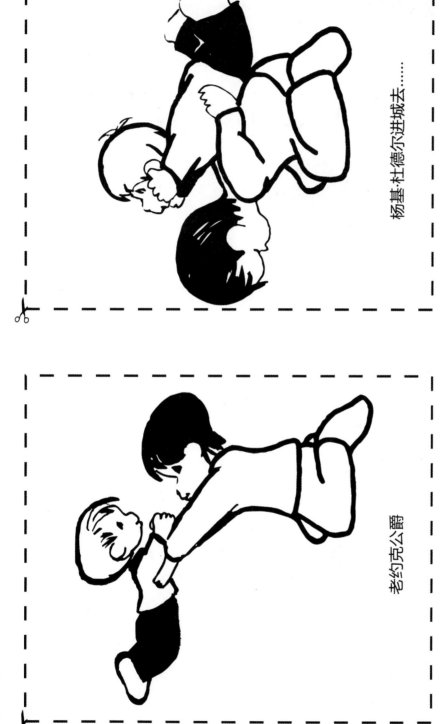

打闹 / 双人体育活动

杨基·杜德尔进城去……

活动

- 对孩子的腹部提供触压
- 提供直线的平静运动
- 当把孩子放到地上时，提供"保护性反应"

老约克公爵

活动

- 提供动作，配合语言，上下运动
- 增加身体位置感和头部运动
- 提高成人上半身的力量

从小幅度的上举开始，直到孩子不觉得害怕。

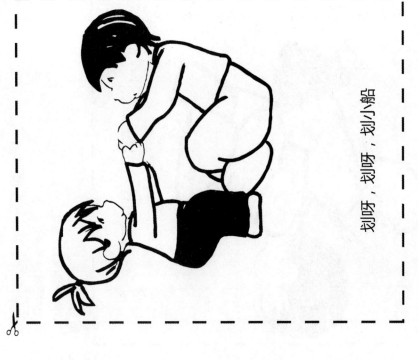

划呀，划呀，划小船

活动
- 对手部提供有力的触压
- 通过拉拽活动增加身体的意识
- 发展上身力量
- 促进站姿平衡

向上和滚动

活动
- 在颠倒位置时提供有力的头部运动
- 发展上肢和头部的力量

与其他成年人游戏之前，确保孩子有良好的肌肉张力

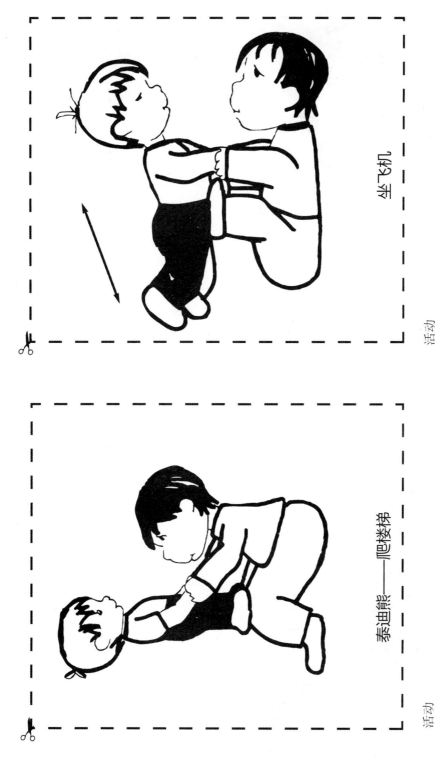

坐飞机

活动

● 对手部和腹部提供有力的触压
● 通过上、下、摇摆增加身体意识
● 发展背部和颈部伸肌
● 促进基本平衡

泰迪熊——爬楼梯

活动

● 对手部提供深层触压
● 增加身体意识和站姿平衡
● 发展站姿平衡

你可以根据不同的活动调整节奏。

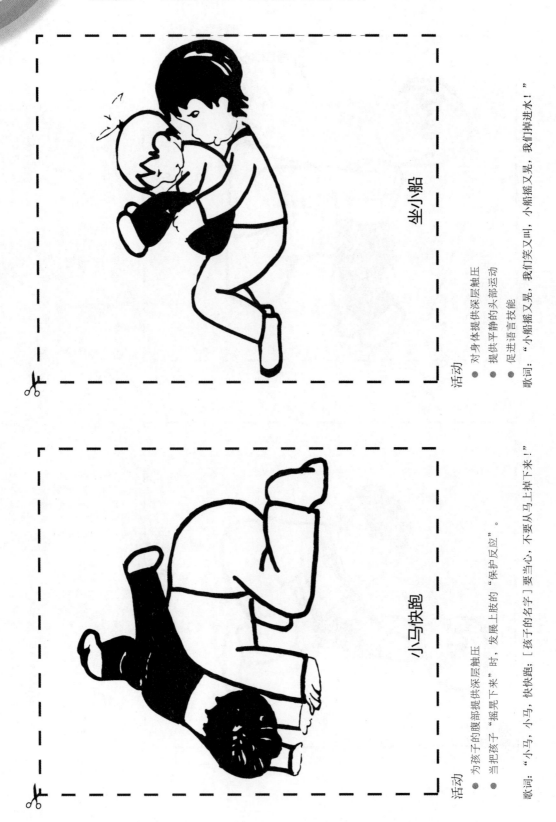

坐小船

活动
● 对身体提供深层触压
● 提供平静的头部运动
● 促进语言技能

歌词："小船摇又晃，我们笑又叫，小船摇又晃，我们掉进水！"

小马快跑

活动
● 为孩子的腹部提供深层触压
● 当把孩子"摇晃下来"时，发展上肢的"保护反应"。

歌词："小马，小马，快快跑，[孩子的名字]要当心，不要从马上掉下来！"

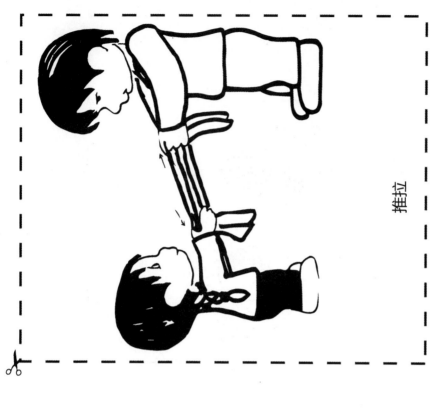

推拉

活动
- 提供平静的推拉输入，但又不会直接触碰（特别适用于感觉防御的孩子）
- 通过推拉动作增加身体意识
- 增加上身力量和手的握力

头朝下

活动
- 提供头朝下的位置（强烈的前庭刺激）
- 增加眼睛的跟踪能力

歌曲建议："Ring Around the Rosey"。（我们都摔倒了）

233

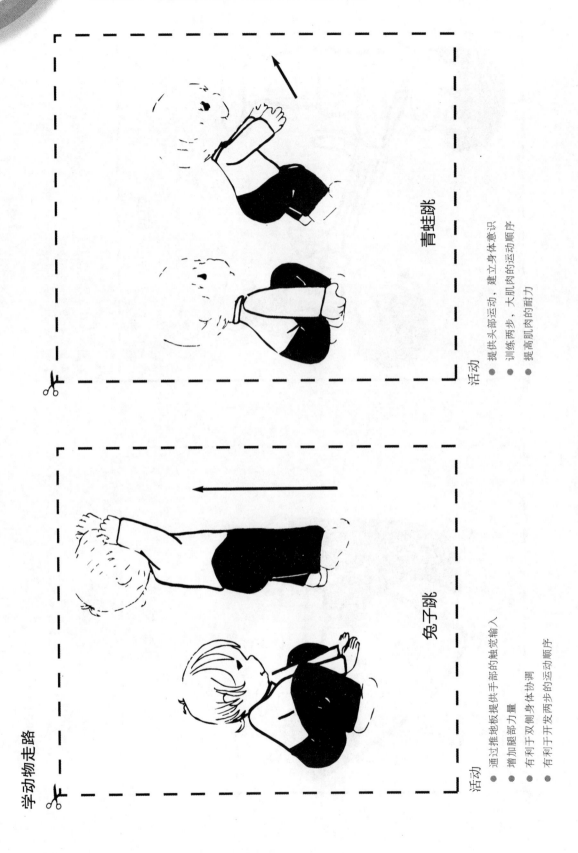

青蛙跳

活动

● 提供头部运动、建立身体意识
● 训练两步，大肌肉的运动顺序
● 提高肌肉的耐力

学动物走路

兔子跳

活动

● 通过推地板提供手部的触觉输入
● 增加腿部力量
● 有利于双侧身体协调
● 有利于开发两步的运动顺序

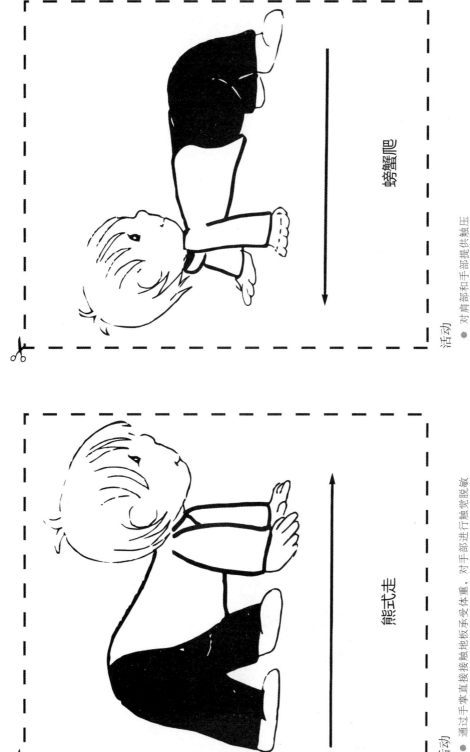

螃蟹爬

活动
- 对肩部和手部提供触压
- 通过身体承重增加身体意识

如果有困难，可以让孩子先爬不爬行，只是抬起和放下腹部。

熊式走

活动
- 通过手掌直接接触地板承受体重，对手部进行触觉脱敏
- 增加身体的意识

需要身体两侧的复杂协调。

235

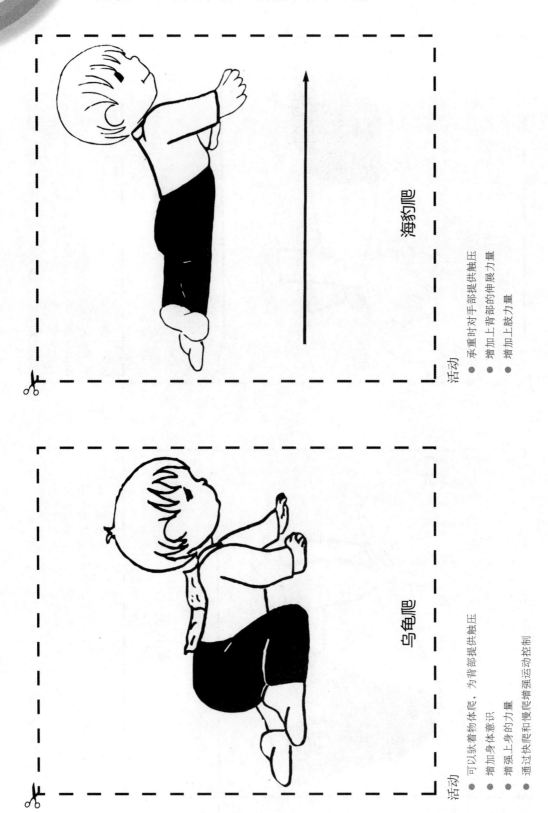

海豹爬

活动
● 承重时对手部提供触压
● 增加上背部的伸展力量
● 增加上肢力量

乌龟爬

活动
● 可以趴着物体爬，为背部提供触压
● 增加身体意识
● 增强上身的力量
● 通过快爬和慢爬增强活动控制

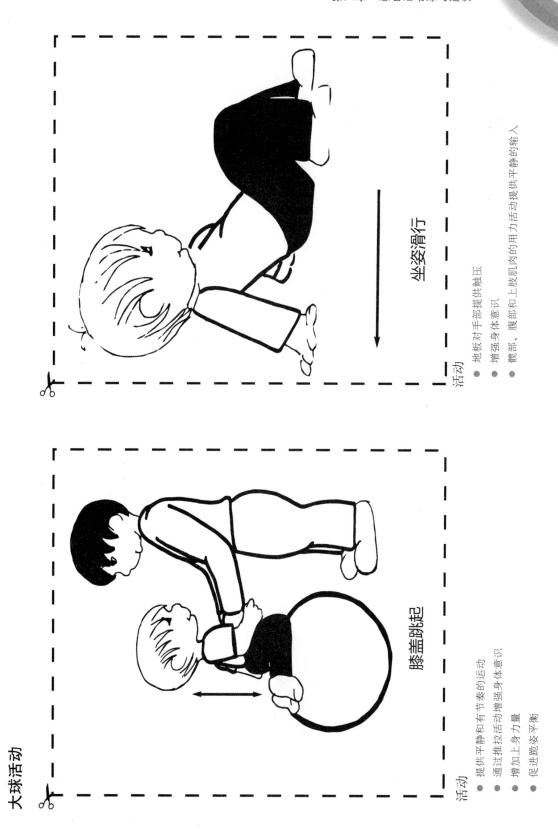

大球活动

坐姿滑行

活动
- 地板对手部提供触压
- 增强身体意识
- 髋部、腹部和上肢肌肉的用力活动提供平静的输入

膝盖跳起

活动
- 提供平静和有节奏的运动
- 通过推拉活动增强身体意识
- 增加上身力量
- 促进跪姿平衡

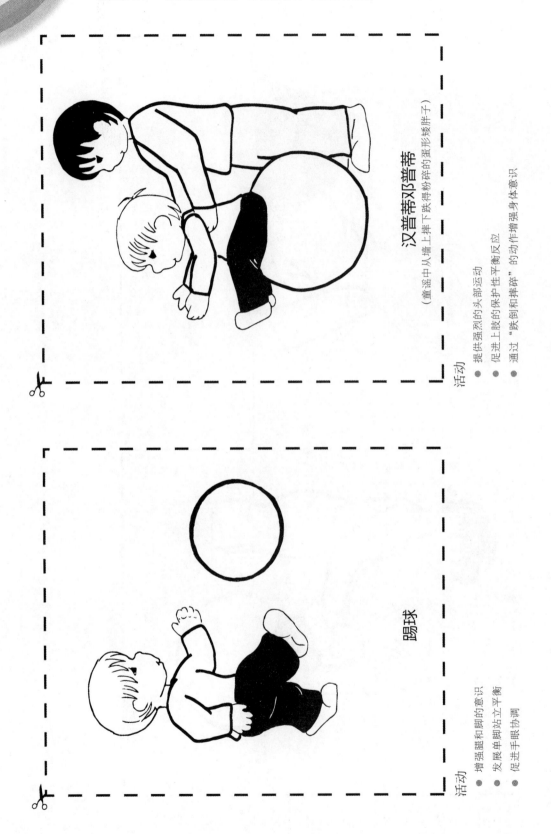

汉普蒂邓普蒂
（童谣中从墙上摔下摔得粉碎的蛋形矮胖子）

活动
- 提供强烈的头部运动
- 促进上肢的保护性平衡反应
- 通过"跌倒和摔碎"的动作增强身体意识

踢球

活动
- 增强腿和脚的意识
- 发展单脚站立平衡
- 促进手眼协调

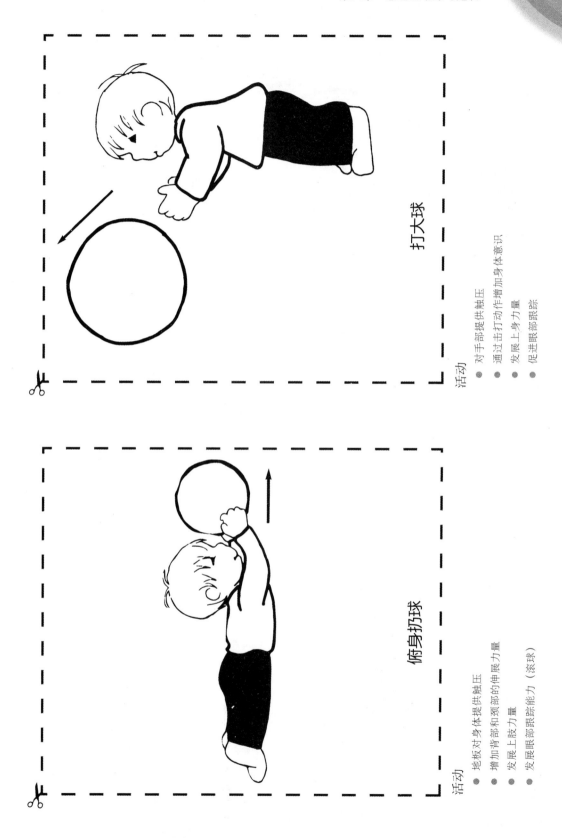

打大球

活动
- 对手部提供触压
- 通过打击动作增加身体意识
- 发展上身力量
- 促进眼部跟踪

俯身拍球

活动
- 地板对身体提供触压
- 增加背部和颈部的伸展力量
- 发展上肢力量
- 发展眼部跟踪能力（滚球）

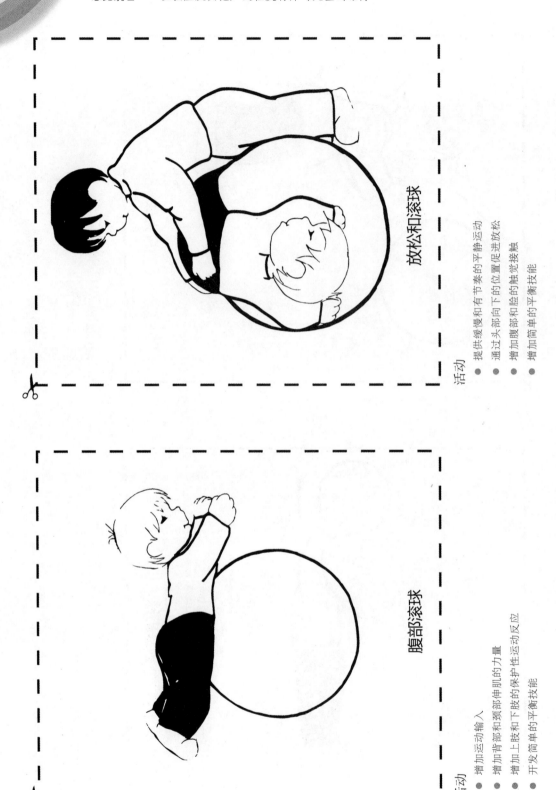

放松和滚球

活动

● 提供缓慢和有节奏的平静运动
● 通过头部向下的位置促进放松
● 增加腹部和脸的触觉接触
● 增加简单的平衡技能

腹部滚球

活动

● 增加运动输入
● 增加背部和颈部伸肌的力量
● 增加上肢和下肢的保护性活动反应
● 开发简单的平衡技能

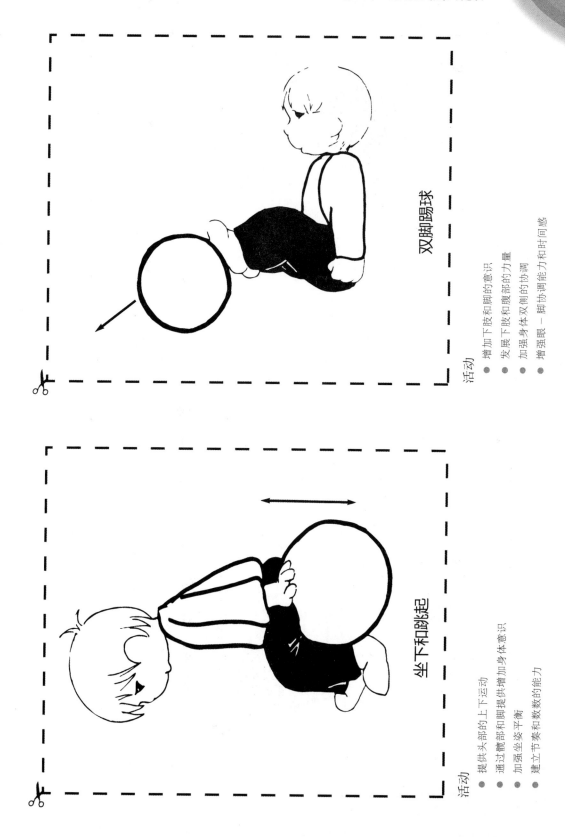

双脚踢球

活动

● 增加下肢和脚的意识
● 发展下肢和腹部的力量
● 加强身体双侧的协调
● 增强眼－脚协调能力和时间感

坐下和跳起

活动

● 提供头部的上下运动
● 通过髋部和脚提供增加身体意识
● 加强坐姿平衡
● 建立节奏和数数的能力

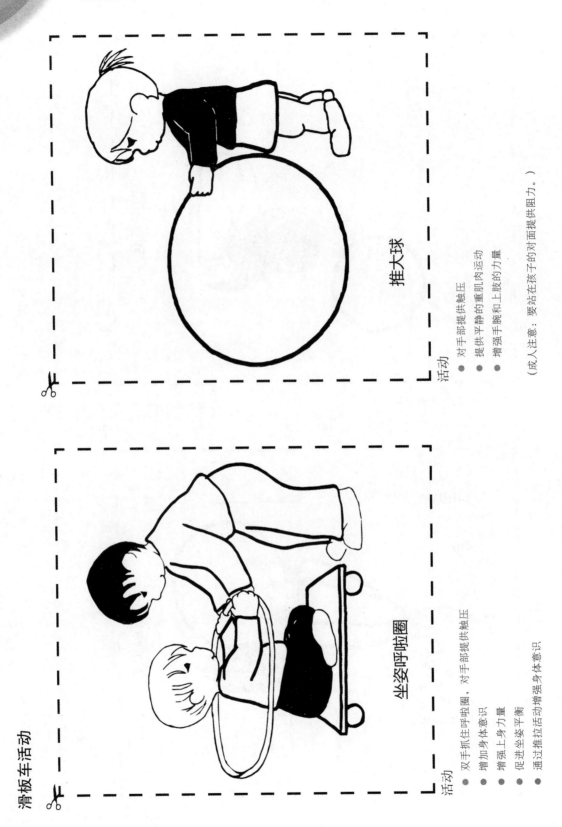

推大球

活动
- 对手部提供触压
- 提供平静的重静肌肉运动
- 增强手腕和上肢的力量

（成人注意：要站在孩子的对面提供阻力。）

滑板车活动

坐姿呼啦圈

活动
- 双手抓住呼啦圈，对手部提供触压
- 增加身体意识
- 增强上身力量
- 促进坐姿平衡
- 通过推拉活动增强身体意识

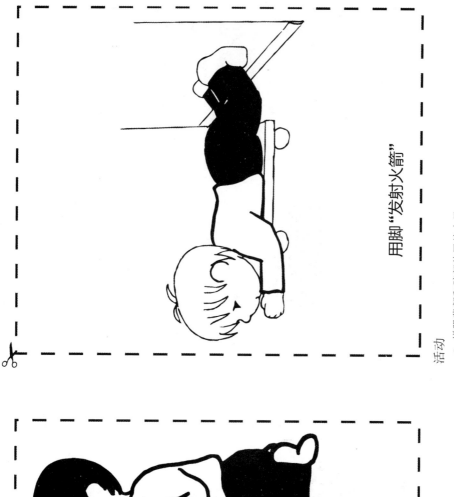

用脚"发射火箭"

活动
- 增强背部和髋部伸展的力量
- 增强下肢和脚部的肌肉意识
- 促进时间感（倒计时"发射"）
- 提供快速活动（加速）

跪姿呼啦圈

活动
- 双手抓住呼啦圈，对手部提供触压
- 通过推拉活动增强身体意识
- 增强上身力量
- 促进跪姿平衡

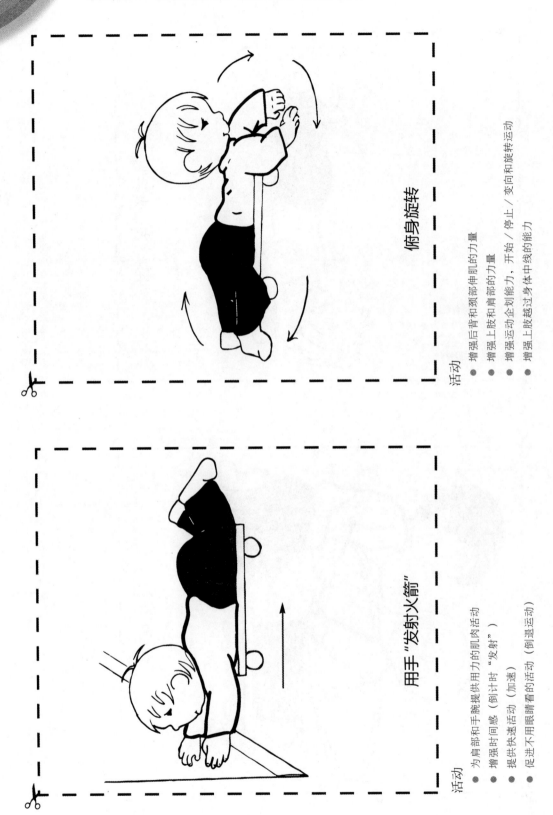

俯身旋转

活动
- 增强后背和颈部伸肌的力量
- 增强上肢和肩部的力量
- 增强运动企划能力，开始／停止／变向和旋转运动
- 增强上肢越过身体中线的能力

用手"发射火箭"

活动
- 为肩部和手腕提供用力的肌肉活动
- 增强时间感（倒计时"发射"）
- 提供快速活动（加速）
- 促进不用眼睛看的活动（倒退运动）

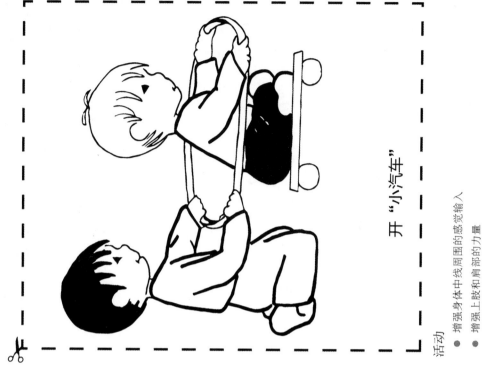

开 "小汽车"

活动

● 增强身体中线周围的感觉输入

● 增强上肢和肩部的力量

来回转动的时候，可以边转边说："左转，右转，呜呜……车来了"

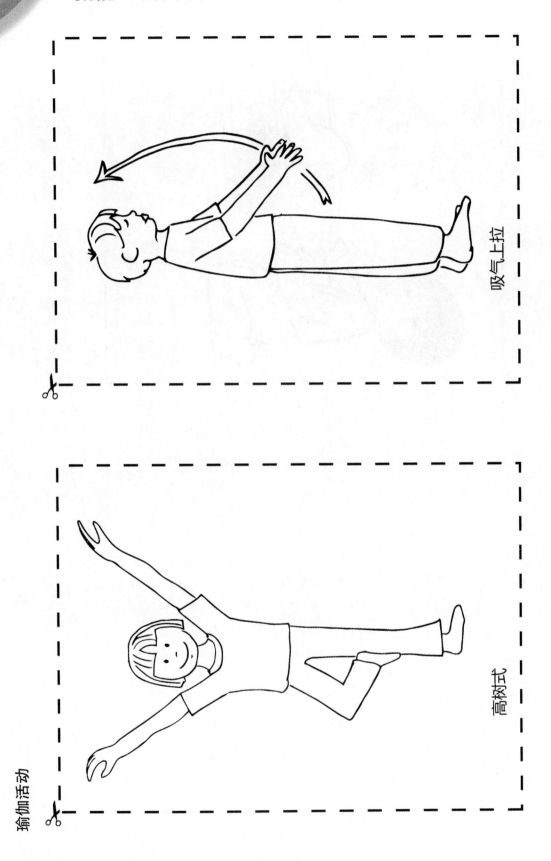

吸气上拉

瑜伽活动

高树式

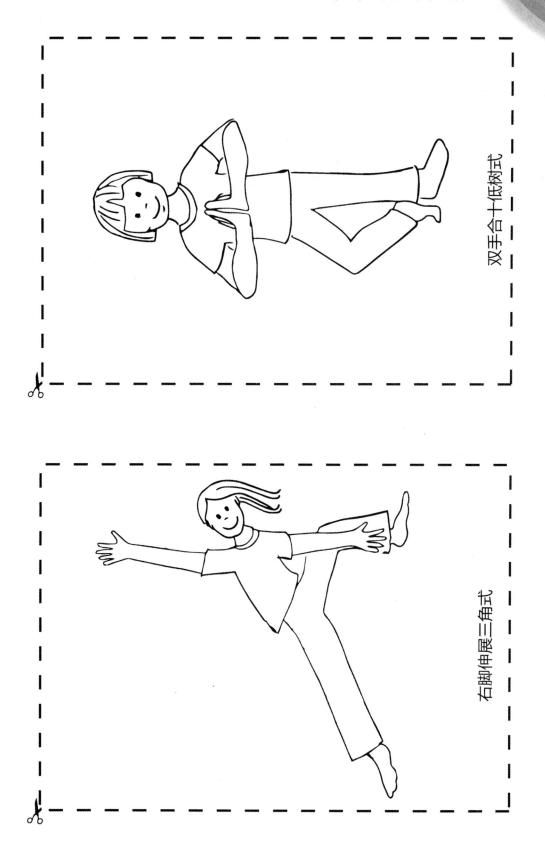

双手合十低树式

右脚伸展三角式

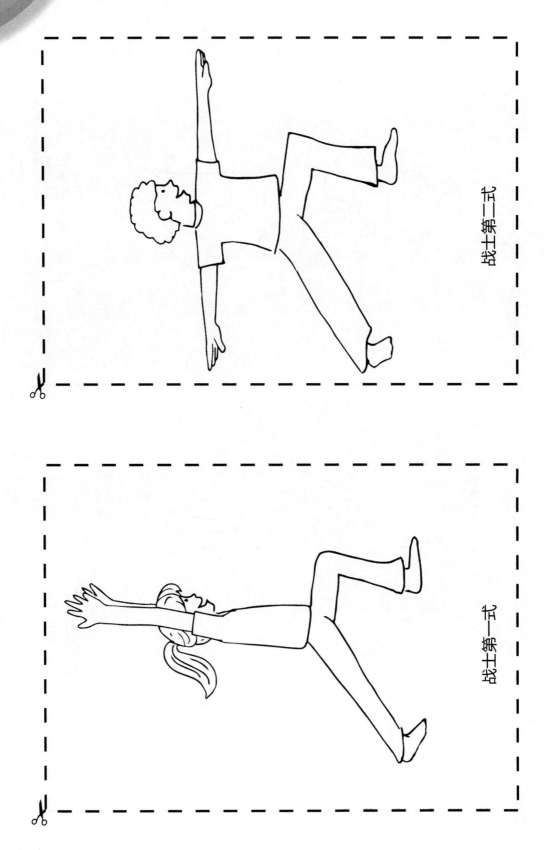

战士第二式

战士第一式

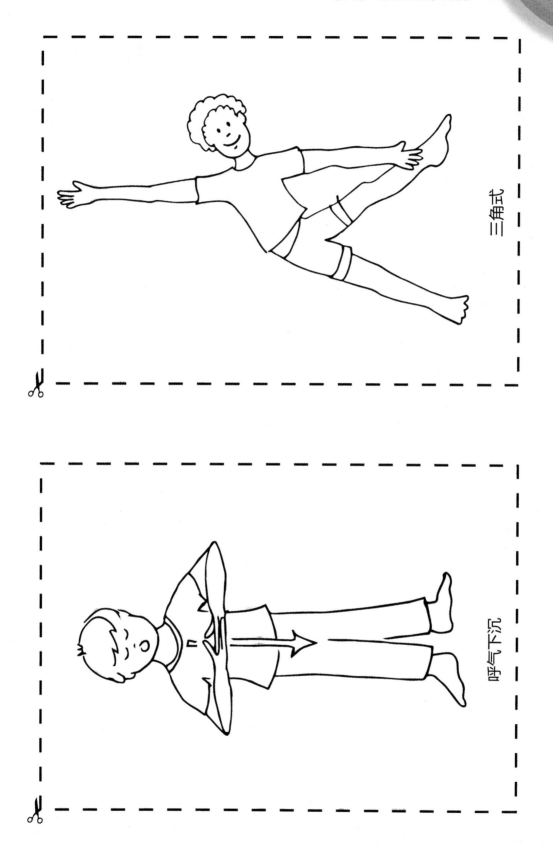

三角式

呼气下沉

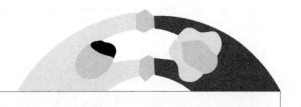

第九章

器材和资源

> 本章讲述了一些器材的制作方法。我们在工作中发现，这些器材对ASD儿童很有帮助。

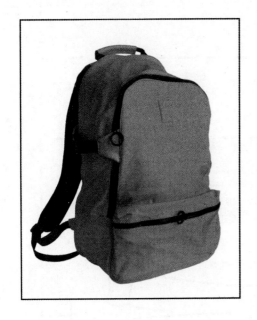

家长、学校和儿童护理中心经常会遇到不知从哪里购买器材的问题，或者不知道怎么从目录中挑选合适的器材。我们在这一章中为你提供经济实惠的制作方法，或者采购资源，让孩子们有机会获得他们亟需的感觉运动体验。这些建议都非常适合你孩子的身高、体重和个人喜好。另外，文中还简要说明了如何与为什么使用这些器材。

但是，每个孩子都需要一定的时间来熟悉新鲜事物。他们最初可能会拒绝玩这些新东西，因为他们不知道它的用处，也不知道会带来什么结果。这时你不要着急，可以把他放在孩子能看到的地方，不用逼着他玩。向孩子介绍新器材时，可以利用社交故事、视觉辅助、视频示范和角色示范等方法，孩子们可能会比较容易接受。

这些器材不能与干预措施割裂开来，应该成为有机的整体，这样才能提高治疗的结果，或加强教育和行为规划。

我们分别在以下几个小节中讲述这些资源：

自己动手可以制作的器材

- 加重物品（背心、毯子/沙袋、膝上玩具蛇）

- 摇摆平台

- 滑板车

- 弹性吊床

- 压力气球减压工具

- 减压工具包

- 低成本的室内感觉器材

其他可用资源：

- 厂家

- 书籍

- 网站

- 评估

- DVD光盘

- 平板电脑应用程序

自己动手制作器材的方法

加重物品

坦普尔·葛兰汀（1986）她使用了自己发明的"拥抱机"之后，症状得到了缓解，调节程度也有所改善。唐娜·威廉姆斯（Donna Williams 1996）觉得加厚的衣服能保护她高度敏感的触觉系统。这些成年人用亲身经历讲述了深层触压带来的好处。目前，各种能提供深层触压的产品越来越多地用于支持ASD患儿和成人的自我调节。但关于这些器材应用价值的研究结果却众说纷纭，得到很好疗效的研究往往样本量又不足。我们在临床工作中发现，那些不断寻求深层触压的孩子存在着感觉防御，比较容易分心，或者身体意识较差，这些加重的物品能带来额外的利益。加重物品可以作为感觉食谱的一个部分。但假如孩子不愿意使用，在使用过程中感到不舒服，就不要用这种物品。

加重背心

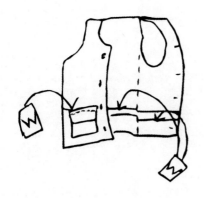

采用孩子比较喜欢的面料制作这种背心。最初增加的重量应该是孩子体重的5%；然后，根据治疗师的临床分析进行调整（Olson 2004）。不过这个百分比也应该因具体情况而定，因为孩子的力量、肌肉张力和对压力的需求各不相同。

穿戴背心的时间也没有定论，2012年《最佳证据声明（BESt）》得出的结论是，由于缺乏证据，尚不能对穿戴的时间达成共识。最初临床医生建议穿戴30分钟（VandenBerg 2001），以免孩子习惯或适应了这种新感觉，降低了治疗效果。不过另一项研究结果改变了这个建议。研究发现，穿戴2小时然后休息2小时，也有积极的疗效（Fertal-Daly 2001）。这种背心一般给坐着的孩子，或者处于压力环境下的儿童穿戴。我们在考虑穿戴时间时应该注意到，穿戴背心是否会让孩子有触觉输入困难，以及孩子依赖于背心带来的安慰感后，不愿意脱下背心。因此，我们必须灵活地决定背心的重量和穿戴时间。除了进行不断的尝试之外，还需要考虑到孩子、家庭与作业治疗师的习惯。你可以参阅辛辛那提儿童医院的《最佳证据声明》，其中还包含了使用的指导。

www.cincinnatichildrens.org/WorkArea/DownloadAsset.aspx?id=94933

如果你想先试试这种方法是否有效，然后再缝制或购买背心，可以在孩子的背包或腰包里放一小袋米，先看看它是否有效。你也可以问问你的作业治疗师，看能不能先借一件背心试几周。

那么，这种方法有什么危险吗？

只要背心舒适合体，就没有什么危险。但天气很热时，不适合穿这种背心。你看到孩子感到难受或不舒服时，可以随时停止试穿。大多数孩子一开始穿戴的时间不会太长。

这种器材的好处有：

- 减少刻板行为
- 减少焦虑
- 增加对任务的关注度
- 提高了对冲动的控制

注意事项：

- 天气很热，或者孩子很容易出汗时不应穿戴
- 肌张力低和姿势不良儿童应在监护下使用
- 确保背心合身，在呼吸时胸部也能扩张，对骨性突起部位没有过度的压力
- 穿上后检查身体部位，确定没有压力点
- 有严重呼吸道并发症的儿童禁止使用

除了加重背心，还有什么选择吗？

有其他选择。人们使用了很多其他物品，都获得了不错的效果。不过，这些物品还没有得到研究的证实。医疗器材公司也正逐步开始销售加压背心或"贴身背心"。

虽然没有开展过正式的研究，但治疗师们报告称，采用压力包裹、护膝垫、加重皮带、膝上玩具蛇、连身袜和加重毯都获得了类似的积极结果。

缝制的方法

最好能找到一件上面带有扣子或搭扣的合身背心，新旧都可以。找不到也没关系，可以缝一件新的。羊毛、粗斜纹棉布和灯芯绒等面料最合适，而且很耐洗！选择面料时，还要考虑到孩子是在室内还是室外穿着，以及夏天是不是会很热。

让孩子试穿一下，想一想重量应该加在哪里。一般的加重部位是肩胛骨下、上胸部和臀部周围。背心上要缝几个放置配重的口袋。口袋的位置应该对称，两侧的数量也应相同。重物可以是装满沙子或大米、塑料颗粒或水族箱砂石的拉边袋。如果孩子喜欢乱吃东西，要注意材料的安全问题。

1.先想好了用什么做配重物，然后再设计口袋。用结实的布料或衬垫做口袋，这样孩子就不会感觉到重物在移动。学龄前儿童的平均体重为18公斤，通常从4到6个口袋的背心开始，也就是1.8公斤。

2.缝制的口袋也要适合配重，让重量均匀分布。一般要在口袋顶部缝一小块魔术贴，确保重物不会移动。拿出或加入配重来调节重量；逐渐增加配重，孩子会更容易接受。清洗背心时，记住要先取出重物。

加重毯或沙袋

加重毯的使用还没有定论。因为曾经发生过一次意外事件，因使用加重毯约束一名儿童导致其死亡。有关部门随后进行了调查，并制定了使用加重毯的细则。

以下建议摘自这次事件后加拿大孤独症协会2008年制定的指南。

1.必须征求医疗专业人员的意见，确保加重毯适合儿童使用。

2.毯子的重量必须与使用者的体重和身体素质相符（注：作业治疗师对最大重量的临床共识为体重的15%）。

3.儿童头部不能也不会被毯子盖住。

4.应始终能够观察到生命体征（呼吸、肤色）。

5.儿童不会被裹在毯子里（除非治疗师一直在他身边）。

6.孩子想从毯子里出来时，应该能轻松做到（毯子不能作为约束孩子的工具）。

7.即便无法通过口头表达，孩子也应该表示愿意使用毯子。

8."重体力活动"的平静输入能给很多孩子带来好处——利用大肌肉抵抗阻力。而踢打配重袋往往是他们最喜欢的方式，这不但可以燃烧能量，还能找到平静的感觉。市场上卖的配重袋不适合儿童，它们又硬又沉，孩子用起来不安全。我们可以自制一种经济简单的替代品，帮助孩子学会自我调节。

一些孩子喜欢通过击打配重袋的方式发泄情绪。你最了解自己的孩子，知道这样是不是很安全。只有当他平静之后，再让他背上作为健身的器械。

这种配重袋也可以当成加重毯使用；你觉得孩子用了很成功之后，可以买一款容易清洗的真正产品。

制作方法

根据孩子的体型、体重和力量，确定合适的沙袋重量。美国儿科学会建议（2011）背包的重量应控制在儿童总体重的20%以下，以防止孩子受伤。因此，该标准应该与其他配重物同时使用。

购买制作配重袋的面料。外表面应该使用能承受填充物重量的坚固面料，比如优质棉布。

材料

- 布

- 旧衣物

- 用于两端把手的编织带

- 缝纫机

- 针线和剪刀

- 卷尺

- 房顶上悬挂配重袋的挂钩（可到商店健身商品柜台购买）

- 攀岩扣

缝制的说明

1.可以把床单或婴儿用的小被折叠起来缝制配重袋。

2.两侧沿着纵向缝制两条编织带作为把手

3.剪一块匹配的面料，固定并缝好三边，然后沿着袋子的长轴，均匀地标出12.7厘米宽的通道。

4.找一些柔软的碎材料（旧T恤、毛巾等，效果很好）。将这些材料撕成碎片。用长一点的小棍，将这些材料塞入到通道内。尽量均匀地塞满通道（不要塞得太满，不然就不能横着缝线来防止填充物移位）。

5.缝好顶边进行密封。缝好第四个边——手缝，或者用缝纫机。使用时在把手上挂一个攀岩扣，挂在房顶上。另一端也用攀岩扣挂起，这样袋子就能平放，填充物就不会堆积到下面来。

加重膝上玩具蛇或其他动物玩具

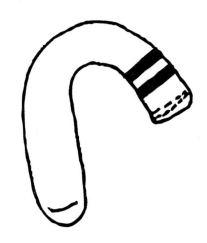

很多ASD患儿由于感觉的需要都很难安静地坐着。额外的重量能够提供深层触压和平静的本体感觉输入。很多孩子不愿意穿加重背心，但愿意用干扰较小的"膝上玩具蛇"，或者自己喜欢的加重毛绒玩具。我们可以用简单的方法试试这个想法，看看孩子有什么反应。

缝制一条或几条蛇，在孩子安静地坐着且心情不错时拿出来给他们。把它放在孩子的膝盖上，或者搭在肩膀上。观察孩子的反应，是否躁动少了一些。一些老师会在离开孩子身边时用这种物品，起到一定的镇静作用。

缝制的说明

1.找一条长筒袜来制作一条"蛇"。也可以用厚连裤袜或长袜代替，从距离足尖46厘米的地方剪断；把断头缝好。

2.在每只袜子里装满四杯大米，或者其他类似的小东西，比如塑料球、斑豆或豌豆。

3.用手或缝纫机缝好另一端，针脚要小而结实，不容易开线。

4.为了更加可爱，你可以画上蛇的脸，让缝口成为蛇嘴。

5.填充玩具增加重量时，检查玩具的布料是否结实，不容易开线，再决定填充物的重量。小心地打开缝口，慢慢加入填充物，然后再小心地缝好。

摇摆秋千

材料

- 优质的胶合板—— 1.2米长、0.75米宽

- 优质的绳子（长度根据房顶的高度）

- 管道保温材料（大约4.2米，包绕秋千的边缘）

- 乙烯树脂乙烯基（大约4.2米，用来盖住保温材料）

- 夹子（8个）

- 钉子

- D形挂环（悬挂秋千），秋千挂在天花板上的横梁上

让安装人员检查天花板横梁的强度是否合适。横梁内的吊环螺栓应焊接固定，以防止螺栓伸长。建议使用回转的装置，不让绳子缠在一起。

有关安装秋千和器材的完整说明，请务必咨询精通装修的专业人员。

制作方法

1.将胶合板的边缘磨圆，在每个角上钻两个穿绳子的孔。

2.把绳子剪成四段相同的长度，从每个角的孔里穿过去。

3.夹紧绳索（图1）。

4.在绳子的另一端，做一个环并把它夹紧。确保每根绳子的长度完全相同（图2）。

5.将保温材料钉在秋千的边缘上（图3）。

6.将乙烯树脂钉在绝缘材料上（图3）。

图1　　　　　　　　图2　　　　　　　　图3

滑板车

材料

- 优质胶合板（60厘米×30厘米，或从孩子腋下到大腿中间这么长）

- 衬垫（地毯底垫就不错）

- 乙烯树脂外层

- 钉子

- 4个轮子（质量好的万向脚轮）

制作方法

1.切割胶合板并磨圆四角（图4）。

2.将垫子钉在胶合板上。

3.将乙烯树脂钉在板子上。

4.在胶合板下面安装脚轮（螺钉不能比胶合板的厚度还长，图5）。

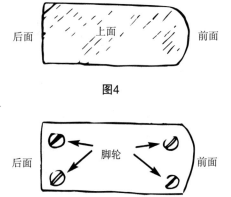

图4

图5

教给孩子怎么安全地玩滑板车。可以坐在、跪在、躺在上面，也可以趴着滑着玩。 但就是不能站在上面！

因为滑起来的速度很快，建议戴上头盔。孩子玩的时候，家长应该一直在身边监护。请你参阅第八章视觉提示中滑板车的不同玩法。

弹力吊床——不用缝的方法！

这种吊床能提供几乎所有ASD患儿都能忍受的全身触压。它柔软有弹性的面料为肌肉和关节提供了很大的负荷，增强了身体意识、力量和协调性。每层之间的移动让它成为一个特别有趣的藏身之处。

所需物品（4点悬挂式）

- 四根结实的细绳子——每角60厘米长

- 四个高尔夫球

- 最厚实的多层各种颜色莱卡/氨纶

- 天花板悬挂装置，可以准备一些攀岩扣

组装方法

1.将有弹性的布料折叠并剪成所需的尺寸，让它适合孩子和悬挂方法。

2.用高尔夫球将布料的四个角全部固定在绳子上。

3.将高尔夫球放在所有面料层的最下面——收起球周围的布料，并用绳子活结固定它们；重量压在布料上时，活结会更紧。

4.把四根角绳挂在吊钩上，一定要做重量测试！

5.绳子必须足够短，这样孩子在吊床上就不会掉下来，或者"触地"。尝试各种姿势，直到孩子处在最舒服的角度。

6.需要用洗衣机清洗布料时，可以弹出有高尔夫球的边角和绳子。

挤压气球减压工具

在很多孩子的感觉食谱或感官活动中需要加入更多的触觉输入。这种气球工具可以挤压，在孩子使用器材时，为他提供平静的深层触压。它玩的时候不会发出声音，可以在学校、教堂或其他不能发出响声的环境中使用。

在很多渐进式放松训练项目中，气球的阻力非常适合孩子学习挤捏和放松。

这种压力器材可以放在口袋里、腰包里或减压工具筐里，在孩子需要休息或等候几分钟时，随时拿出来使用。另外，我们还可以把它用作感觉准备工具，孩子在做精细的运动任务（如画画）之前，可以让它们捏一捏再松开，意识到手指的位置感。

注意：小孩子如果吞食气球相当危险。乳胶过敏的孩子不能接触教室里有气球。如果孩子总是把气球放到嘴边，应该给他找一种更适合且安全的嘴部器材。孩子如果对乳胶过敏，就不要让他接触气球。

所需的物品

- 2个（或3个）23厘米左右的高质量氦气球

- 填充物——面粉、玉米淀粉、扁豆、鸟食或咖啡粉（增加味觉的输入）、大米、斑豆、碎豌豆或其他无毒物质

- 塑料水瓶

- 细弹力线或细线

制作方法

1.将约1/3杯的填充物倒入塑料瓶中。

2.将一个23厘米的气球充气到拳头大小，捏紧气球的嘴部，并套在瓶口上。

3.把瓶子翻过来，将填充物倒进气球里面。如果倒不进去，可以轻轻捏几下瓶

子。

4.从瓶口取下气球，排出多余的空气，用细线系紧气球。也可以剪断气球的嘴部。

5.剪下另一个气球的嘴部，把它套在第一个气球上，先从第一个气球的密封口套起。套的方法就像我们平时戴泳帽那样。

如果你觉得三层气球更安全一些，可以再套上一个。

可以尝试的其他低成本的室内感统器材

许多ASD儿童都很渴望运动。运动有利于他们保持专注，发展适应能力和技巧。而为他们提供运动的机会也是感觉食谱中关键的环节。但很多学校为了降低成本和安全起见，大幅度减少了室内外的活动器材。我们可以采用很多经济的办法，为ASD儿童提供他们喜欢并渴望的感官输入。

如何使用室内器材?

我们已经在第五章《针对挑战行为的策略》中讨论过很多不错的点子。而且，我们还探讨了行为和强烈的感觉需求之间的联系，特别是前庭（运动）和本体感觉（身体位置感）。下面是一些书中没有讨论过的器材的清单。

其他可以尝试的器材:

- 用于翻滚、钻隧道、攀爬、进出和藏身的纸箱

- 从一元店买来的水桶，用来玩运水和倒水

- 用来荡秋千、躲藏和翻滚的毯子和吊床

- 玩各种推拉游戏的莱卡面料/弹力绳

- 旋转的转椅（记住让孩子来指挥活动！）

- 用于跳跃和碰撞的旧床垫/气垫、枕头、水床

- 装满大米、豆子或枕头的充气/塑料水池，作为感官游戏箱

- 20～25厘米宽，2米左右长的光滑薄木板，把它放在台阶上做室内滑梯、或把它放在几本书上搭成桥、或放在平凳子上做成跷跷板

- 用来做引体向上或俯卧撑的扫帚把

- 沙滩球——里面装上一些水，做成一个"怪怪球"，里面水的重量让它不会滚走

- 旧的自行车内胎，用来玩拉伸和玩拔河游戏

- 玩保龄球游戏用的塑料水瓶或苏打水瓶

- 用来坐着或爬进爬出的洗衣筐（很有象征意义的游戏——比如，坐火车或公共汽车）

- 变焦球（zoomball）——非常好玩的双人游戏，可以培养上半身协调性、视觉跟踪和视觉辐辏。很多ASD孩子非常喜欢这种玩具，因为它的视觉效果非常好。把一端手柄挂在高处，让孩子把球送到上面去，或者让他躺下、跪着或趴着试试看。一元店卖的这种变焦球的绳子短，更适合学龄前孩子玩。

减压工具包

如第五章中感觉食谱部分讲的那样，很多ASD患儿发现感觉体验可以让他平静下来，更有组织性。而我们成年人都喜欢没事不停摆弄钢笔、硬币、首饰等小东西。孩子们有时也需要强烈一些的感官输入，来保持清醒和警觉，做到认真听讲。使用减压小物件有利于自我调节，能够立竿见影地改变注意力和组织能力。它们还能缓解环境变化时的紧张，为即将到来的压力事件做准备，帮助孩子保持自我调节的独立性。

孩子不知所措的情况出现越少，就会对自己的控制能力越有信心。家长和老师又能带着孩子去教堂、去购物、去吃大餐，再也不用担心孩子会发脾气，或者作出其他破坏性的行为。这一点让他们很有感触。如果孩子手里有一件减压玩具，那么等位子、坐长途汽车就不再是什么难事。

学校里一般都会准备一个装着减压玩具的小筐，或者准备旅游时用的腰包。里面的物品要经常更换，因为感官系统会适应它们，新的感官体验会让感觉食谱很丰盛。

在课堂上使用减压玩具需考虑的问题：

- 制定明确的减压玩具使用规则

- 将玩具放在手上或膝盖上，最好在身体中线上

- 每次只能用一种玩具

- 考虑到个人的需求和兴趣

- 采用无声的玩具

- 融入有节奏的重复动作

- 可以包括那些不需要看就能玩的玩具

- 可以包括不设目标，或无最终产物的玩具

- 能提供阻力的玩具（本体感觉输入）

- 考虑一下有限的情感诉求

- 把减压玩具放回到袋子或筐内。向作业治疗师咨询，了解嘴部和触觉活动的其他好办法，可以把得到的建议加入到减压玩具袋里。如果孩子还是把东西放进嘴里，你要检查物品是否安全。

减压工具包里面应该放些什么？应该考虑到孩子在感官上喜欢什么，不喜欢什么，感觉目标是什么，以及特定的感觉食谱。一般来说，最好是把嘴、触觉和小型手指玩具结合起来。如果玩具用于集体活动时，不建议用视觉很强烈的玩具；否则会让孩子太分心。下面是一些孩子喜欢的东西：

- 擦洗刷

- 按摩器（带软尖刺）

- 减压球或面粉气球

- 治疗橡皮泥、弹性橡皮泥或其他"软泥"类的物

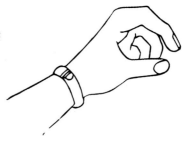

- 弹力发圈或橡皮筋

- 钥匙圈

- 蹦极绳，彩虹织布机，手镯

- 首饰（带尼龙搭扣的腕带、戒指、小项链）

- 变形金刚或其他可以移动部件的小玩具

- 拉伸类玩具

- 噗嗤球

- 布板

- 可弯曲的东西（如：小橡胶玩具、某种卷发器、烟斗通条或扎带）

- 拼图类（如魔方）

- 让手指活动的东西，转环

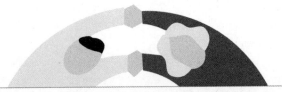

参考文献

1. Aud Sonders, S. (2003). Giggle Time, Establishing the Social Connection: A Program to Develop Communication Skills of Children with Autism, Asperger Syndrome and PDD. London: Jessica Kingsley Publishers.

2. Ayres, A.J. (1972). Sensory Integration and Learning Disabilities. Los Angeles: Western Psychological Services.

3. Ayres, A.J. (1979). Sensory Integration and Learning Disabilities. Los Angeles: Western Psychological Services.

4. Ayres, A.J. (1995). Sensory Integration and Learning Disabilities. Los Angeles: Western Psychological Services.

5. Bialer, D.S. & Miller, L.J. (2011). No Longer a Secret: Unique Common Sense Strategies for Children with Sensory or Motor Challenges. Arlington: Sensory World.

6. Biel, L. & Peske, N. (2005). Raising a Sensory Smart Child. New York: Penguin.

7. Blanche, E., Botticelli, T., & Hallaway, M. (1995). Combining Neurodevelopmental Treatment and Sensory Integration Principles. Tuscon: Therapy Skill Builders.

8. Bogdashina, O. (2003). Sensory Perceptual Issues in Autism and Asperger Syndrome. London: Jessica Kingsley Publishers.

9. Boon, M. (2001). Helping Children with Dyspraxia. London: Jessica Kingsley Publishers.

10. DeGangi, G. (2000). Pediatric Disorders of Regulation in Affect and Behavior. San Diego: Academic Press.

11. Dunn-Buron, K. & Curtis, M (2003). The Incredible 5-Point Scale. Shawnee Mission, KS:AAPC.

12. Grandin, T. & Scariano. (1986). Emergence: Labeled Autistic. Novato: Arena Press.

13. Grandin, T. (1996) Thinking in Pictures: and Other Reports from My Life with Autism. New York: Vintage Books.

14. Goddard-Blythe, S. (2011). The Genius of Natural Childhood. Gloucestershire: Hawthorn Press.

15. Hannaford, C. (2005). Smart Moves: Why Learning Is Not All In Your Head. Second Edition. Salt Lake City: Great River Books.

16. Heller, S. (2002). Too Loud Too Bright Too Fast Too Tight: What to Do if You are Sensory Defensive in an Over-Stimulating World. New York: Harper Collins Publishers.

17. Higashida, N., & Mitchel, D. (2013). The Reason I Jump: The Inner Voice of a Thirteen-Year-Old Boy with Autism. United States of America: Alfred A. Knopf Canada.

18. Kawar, M., Frick, S. & Frick, R. (2000). Astronaut Training: A Sound Activated Vestibular-Visual Protocol. PDP Products.

19. Kranowitz, C. (1998) The Out –of–Sync Child. New York: Perigee.

20. Kranowitz, C. (2000). Answers to Questions Teachers Ask about Sensory Integration. Las Vegas: Sensory Resources.

21. Kranowitz, C. (2004). The Out of Sync Child has Fun: Activities for Kids with Sensory Integration Dysfunction. Las Vegas: Sensory Resources.

22. Kuypers, L. (2011) The Zones of Regulation: A Curriculum Designed to Foster Self–Regulation and Emotional Control. San Jose, California: Social Thinking Publishing.

23. Kurtz, L. (2008). Understanding Motor Skills in Children with Dyspraxia, ADHD, Autism, and Other Learning Disabilities. London: Jessica Kingsley Publishers.

24. Lane, K.A. (2005). Developing Ocular Motor and Visual Perceptual Skills: An Activity Workbook. Thorofare: SLACK Incorporated.

25. Lashno, M. (2010). Mixed Signals. Understanding and Treating Your Child's Sensory Processing Issues. Maryland: Woodbine House.

26. Leary, M.R. & Donnellan, A.M., (2012). Autism: Sensory–Movement Differences and Diversity. Cambridge: Cambridge Book Review Press.

27. Moyes, R. (2010). Building Sensory Friendly Classrooms: To Support Children with Challenging Behaviors. Arlington: Sensory World.

28. Mukhopadhyay, T.J. (2008). How Can I Talk if My Lips Don't Move?: Inside My Autistic Mind. New York: Arcade Publishing.

29. Oetter, P., Richter, E. & Frick, S. (1988). M.O.R.E.: Integrating the Mouth with Sensory and Postural Functions. Hugo: PDP Press.

30. Ostovar, R. (2009). The Ultimate Guide to Sensory Processing Disorder. Easy, Everyday Solutions to Sensory Challenges. Arlington: Sensory World.

31. Platt, G. (2011). Beating Dyspraxia: with a Hop, Skip and a Jump. London: Jessica Kingsley Publishers.

32. Ratey, J. (2008). Spark: The Revolutionary New Science of Exercise. New York: Little Brown.

33. Reaven, J., et al. (2011). Facing Your Fears. Baltimore, Maryland: Paul H. Brookes Pub. Co.

34. Rotz, R. & Wright, S., D. (2005). Fidget to Focus: Outwit Your Boredom: Sensory Strategies for Living with ADD. Bloomington: iUniverse.

35. Sangirardi Ganz, J. (2005). Including SI for Parents Sensory Integration Strategies at Home and School. Prospect: Biographical Publishing Company.

36. Shanker, S. (2013). Calm, Alert, and Learning: Classroom Strategies for Self–Regulation. Don Mills: Pearson Canada Inc.

37. Smith, K. and Gouze, K. (2004). The Sensory Sensitive Child: Practical Solutions for Out–of–Bounds Behavior. New York: Harper Collins Publishers.

38. Smith Myles, B., Tapscott Cook, K., Miller, N., Rinner, L. & Robbins, L. (2000). Asperger Syndrome and Sensory Issues: Practical Solutions for Making Sense of the World. Shawnee Mission: Autism Asperger Publishing Co.

39. Smith Roley, S., Imperatore Blanche, E. & Schaaf. R. (2001). Understanding the Nature of Sensory Integration with Diverse Populations. Tucson: Therapy Skill Builders.

40. Wieder, S. & Wachs, H. (2012). Visual/Spatial Portals of Thinking, Feeling and Movement: Advancing Competencies and Emotional Development in Children with Learning and Autism Spectrum Disorders. Mendham: Profectum Foundation.

41. Williams, D. (1992). Nobody Nowhere: The Extraordinary Biography of an Autistic. Toronto:

Doubleday Canada.

42. Wilbarger, P. & Wilbarger, J. (1991) Sensory Defensiveness in Children Aged 2–12: An Intervention Guide for Parents and Other Caretakers. Stillwater: PDP Press.

43. Williams, M. & Shellenberger, S. (1994) How Does Your Engine Run?: A Leader's Guide to the Alert Program for Self–Regulation. Stillwater: PDP Press.

44. Williams, M. & Shellenberger, S. (2001). Staying Alert at Home and School. Albuquerque: Therapy Works Inc.

45. Williamson, G. & Anzalone, M. (2001). Sensory Integration and Self–Regulation in Infants and Toddlers: Helping Very Young Children Interact with Their Environment. Arlington: Zero to Three.

46. Yack, E., Sutton, S. & Aquilla, P. (1998) Building Bridges Through Sensory Integration: Occupational Therapy for Children with Autism/PDD. Toronto: Print Three.

47. Alderson, J. (2011). *Challenging the Myths of Autism*. Toronto, Ontario: Collins.

48. American Psychiatric Association. (2013). *Diagnositic and Statistical Manual* (5th Edition). Washington, DC: APA.

49. Aron, E. (2002). *The Highly Sensitive Child*. New York: Broadway Books.

50. Aspy, R. & Grossman, B. (2007). *The Ziggurat Model: A Framwork for Designing Comprehensive Interventions for Individuals with High–Functioning Autism and Asperger Syndrome*. Shawnee Mission, Kansas: Autism Asperger Publishing Company.

51. Auer, C (2006). *Parenting a Child with Sensory Processing Disorder*. Oakland, CA: New Harbinger Pub.

52. Aud Sonders, S. (2003). *Giggle Time, Establishing the Social Connection: A Program to Develop Communication Skills of Children with Autism, Asperger Syndrome and PDD*. London: Jessica Kingsley Publishers.

53. Ayres, A.J. (1972). *Sensory Integration and Learning Disabilities*. Los Angeles: Western Psychological Services.

54. Ayres, A.J. (1979). *Sensory Integration and Learning Disabilities*. Los Angeles: Western Psychological Services.

55. Ayres, A.J. (1995). *Sensory Integration and Learning Disabilities*. Los Angeles: Western Psychological Services.

56. Bialer, D.S. & Miller, L.J. (2011). *No Longer a Secret: Unique Common Sense Strategies for Children with Sensory or Motor Challenges.*Arlington: Sensory World.

57. Biel, L. & Peske, N. (2005). *Raising a Sensory Smart Child*. New York: Penguin.

58. Blackman, L. (1999). *Lucy's Story: Autism and Other Adventures*. London: Jessica Kingsley Publishers.

59. Blanche, E., Botticelli, T., & Hallaway, M. (1995). *Combining Neurodevelopmental Treatment and Sensory Integration Principles*. Tuscon:Therapy Skill Builders.

60. Bogdashina, O. (2003). *Sensory Perceptual Issues in Autism and Asperger Syndrome*. London: Jessica Kingsley Publishers.

61. Boon, M. (2001). *Helping Children with Dyspraxia*. London: Jessica Kingsley Publishers.

62. Bundy, A., Lane, S. & Murray, E. (2002). *Sensory Integration Theory and Practice*. Philadelphia: F. A. Davis Co.

63. Caldwell, P. (2008). *Using Intensive Interaction and Sensory Integration: A Handbook for Those Who Support People with Severe Autistic Disorder*. London: Jessica Kingsley Publishers.

64. Connell, G. & McCarthy, C. (2014). *A Moving Child is Learning Child: How the Body Teaches the*

Brain to Think. Minneapolis, MN: Free Spirit Publishing.

65. Culp, S. (2011). *A Buffer of Sensory Interventions: Solutions for Middle and High School Students with Autism Spectrum Disorders.* Shawnee Mission, Kansas: AAPC Publshing.

66. DeGangi, G. (2000). *Pediatric Disorders of Regulation in Affect and Behavior.* San Diego: Academic Press.

67. Dunn-Buron, K. & Curtis, M (2003). *The Incredible 5-Point Scale.* Shawnee Mission, KS:AAPC.

68. Elder Robinson, J. (2011). *My Adventures with Asperger's and My Advice for Fellow Aspergians, Misfits, Families, and Teachers.* Toronto,Ontario: Anchor Canada.

69. Fleishmann, C. (2012). *Carly's Voice: Breaking Through Autism.* New York: Touchstone Books.

70. Frick, S. & Kawar, M. (2005). *Core Concepts in Action.* Madison, WI: Vital Links.

71. Frick, S., Kawar, M. & Young, S. (2006). *Listening with the Whole Body.* Madison, WI: Vital Links.

72. Frick, S. & Young, S. (2009). *Listening with the Whole Body: Clinical Concepts and Treatment Guidelines for Therapeutic Listening.* Madison, Wisconsin: Vital Links.

73. Gans, J.S., (2005). *Including SI for Parents: Sensory Integration Strategies at Home and School.* Prospect, Connecticut: Biographical Publshing Company.

74. Garland, T. (2014). *Self-Regulation Intervention and Strategies: Keeping the Body, Mind & Emotions on Task in Children with Autism, ADHD or Sensory Disorders.* Wisconsin: PESI Publishing and Media.

75. Grandin, T. & Scariano, M. (1986). *Emergence: Labeled Autistic.* Novato: Arena Press.

76. Grandin, T. (1996) *Thinking in Pictures: and Other Reports from My Life with Autism.* New York: Vintage Books.

77. Goddard-Blythe, S. (2011). *The Genius of Natural Childhood.* Gloucestershire: Hawthorn Press.

78. Greenspan, S. & Wieder, S. (1998) *The Child with Special Needs: Encouraging Intellectual and Emotional Growth. Reading.* Mass:Addison-Wesley

79. Greenspan, S. & Wieder, S. (2006). *Engaging Autism.* Cambridge, MA: Da Capo Lifelong Books.

80. Greenspan, S. & Tippy, G. (2011). *Respecting Autsim: The Rebecca School DIR Casebook for Parents and Professionals.* New York, NY: Vantage Press.

81. Hannaford, C. (2005). *Smart Moves: Why Learning Is Not All in Your Head.* Second Edition. Salt Lake City: Great River Books.

82. Heller, S. (2002). *Too Loud Too Bright Too Fast Too Tight: What to Do if You Are Sensory Defensive in an Over-Stimulating World.* New York: Harper Collins Publishers.

83. Higashida, N., & Mitchel, D. (2013). *The Reason I Jump: The Inner Voice of a Thirteen-Year-Old Boy with Autism.* United States of America: Alfred A. Knopf Canada.

84. Huebner, R. (2001). *Autism: A Sensorimotor Approach to Management.* Gaithersburg, Maryland: Aspen Publishers Inc.

85. Hyche, K. & Maertz, V. (2014). *Classroom Strategies for Children with ADHD, Autism & Sensory Processing Disorders: Solutions for Behavior, Attention and Emotional Regulation.* Eau Claire, WI: PESI Publishing and Media.

86. Kashman, N. & Mora, J. (2005). *The Sensory Connection: An OT and SLP Team Approach.* Las Vegas, Nevada: Sensory Resources.

87. Kawar, M., Frick, S. & Frick, R. (2000). *Astronaut Training: A Sound Activated Vestibular-Visual Protocol.* PDP Products.

88. Kluth, P. (2009). *The Autism Checklist: A Practical Reference for Parents and Teachers. San Francisco, CA: Jossey-Bass.*Kranowitz, C. (1998) The Out-of-Sync Child. New York: Perigee.

89. Kranwowitz, C. (2000). *Answers to Questions Teachers Ask about Sensory Integration.* Las Vegas: Sensory Resources.

90. Kranowitz, C. (2004). *The Out of Sync Child has Fun: Activities for Kids with Sensory Integration Dysfunction.* Las Vegas: Sensory Resources.

91. Kuypers, L. (2011) *The Zones of Regulation: A Curriculum Designed to Foster Self–Regulation and Emotional Control.* San Jose, California:Social Thinking Publishing.

92. Kurtz, L. (2008). *Understanding Motor Skills in Children with Dyspraxia, ADHD, Autism, and Other Learning Disabilities.* London: Jessica Kingsley Publishers.

93. Lane, K.A. (2005). *Developing Ocular Motor and Visual Perceptual Skills: An Activity Workbook.* Thorofare: SLACK Incorporated.

94. Lashno, M. (2010). *Mixed Signals: Understanding and Treating Your Child's Sensory Processing Issues.* Maryland: Woodbine House.

95. Lears, L. (1998). *Ian's Walk: A Story about Autism.* Chicago, IL: Albert Whitman & Co.

96. Leary, M., R. & Donnellan, A. M., (2012). *Autism: Sensory–Movement Differences and Diversity.* Cambridge: Cambridge Book Review Press.

97. Mauro, T. (2006). *The Everything Parent's Guide to Sensory Integration Disorder.* Avon: F+W Inc.

98. Miller–Kuhaneck, H. (2004). *Autism: A Comprehensive Occupational Therapy Approach.* Bethesda, Maryland: AOTA Inc.

99. Miller, L.J. (2006). *Sensational Kids: Hope and Help for Children with Sensory Processing Disorder.* New York: G.P. Putnam's Sons.

100. Moor, J. (2008). *Playing, Laughing and Learning with Children on the Autism Spectrum: A Practical Resouce of Play Ideas for Parents and Carers.* London, England: Jessica Kingsley Publishers.

101. Moyes, R. (2010). *Building Sensory Friendly Classrooms to Support Children with Challenging Behaviors.* Arlington, Texas: Sensory World.

102. Mucklow, N. (2008). *The Sensory Team Handbook.* Kingston, Ontario: Michael Grass House.

103. Mukhopadhyay, T. (2003). *The Mind Tree.* New York, NY: Arcade.

104. Mukhopadhyay, T. J. (2008). *How Can I Talk if My Lips Don't Move?: Inside My Autistic Mind.* New York: Arcade Publishing.

105. Murray–Slutsky, C. & Paris, B. (2005). *Is It Sensory or Behavior.* San Antonio, TX: PsychCorp. Oetter, P., Richter, E. & Frick, S. (1988). *M.O.R.E.: Integrating the Mouth with Sensory and Postural Functions.* Hugo: PDP Press.

106. Ostovar, R. (2009). *The Ultimate Guide to Sensory Processing Disorder.* Arlington: Sensory World.

107. Peete Robinson, H. (2010). *My Brother Charlie.* Danbury, CT: Scholastic Books.

108. Platt, G. (2011). *Beating Dyspraxia: With a Hop, Skip and a Jump.* London: Jessica Kingsley Publishers.

109. Prizant, B., Wetherby, A., Rubin, E., Rydell, P., & Laurent, C. (2006). *The SCERTS Model: A Comprehensive Educational Approach for Children with ASD.* Baltimore: Brookes.

110. Ratey, J. (2008). *Spark: The Revolutionary New Science of Exercise.* New York: Little Brown.

111. Reaven, J. et al. (2011). *Facing Your Fears.* Baltimore, Maryland: Paul H. Brookes Pub. Co.

112. Rogers, S. & Dawson, G. (2010) *Early Start Denver Model for Young Children with Autism: Promoting Language, Learning and Engagement.* New York, New York: The Guilford Press.

113. Rotz, R. & Wright, S.D. (2005). *Fidget to Focus: Outwit Your Boredom: Sensory Strategies for Living with ADD.* Bloomington: Universe.

114. Sangirardi Ganz, J. (2005). *Including SI for Parents Sensory Integration Strategies at Home and*

School. Prospect: Biographical Publishing Company.

115. Shanker, S. (2013). *Calm, Alert, and Learning: Classroom Strategies for Self-Regulation.* Don Mills: Pearson Canada Inc.

116. Shapiro, O. (2009). *Autism and Me: Sibling Stories.* Chicago, IL: Albert Whitman & Co.

117. Sicile-Kira, C. & Sicile-Kira J. (2012). *A Full Life with Autism: From Learning to Forming Relationships to Achieving Independence.* New York, NY: Palgrave Macmillan

118. Smith, K. & Gouze, K. (2004). *The Sensory Sensitive Child: Practical Solutions for Out-of-Bounds Behaviour.* New York: Harper Collins Publishers.

119. Smith Myles, B., Tapscott Cook, K., Miller, N., Rinner, L. & Robbins, L. (2000). *Asperger Syndrome and Sensory Issues: Practical Solutions for Making Sense of the World.* Shawnee Mission: Autism Asperger Publishing Co.

120. Smith Roley, S., Imperatore Blanche, E. & Schaaf. R. (2001). *Understanding the Nature of Sensory Integration with Diverse Populations.* Tuscon: Therapy Skill Builders.

121. Tourville, A. (2010). *My Friend Has Autism.* Mankato, MN: Capstone Press.

122. Wieder, S., & Wachs, H. (2012). *Visual/Spatial Portals of Thinking, Feeling and Movement: Advancing Competencies and Emotional Development in Children with Learning and Autism Spectrum Disorders.* Mendham: Profectum Foundation.

123. Willey, L.H. (1999). *Pretending to be Normal.* London: Jessica Kingsley Publishers

124. Williams, D. (1992). *Nobody Nowhere: The Extraordinary Biography of an Autistic.* Toronto: Doubleday Canada.

125. Williams, D. (1999). *Somebody Somewhere: Breaking Free from the World of Autism.* London, England: Jessica Kingsley Publishers.

126. Williams, D. (1999). *Autism and Sensing: The Unlost Instinct.* London, England: Jessica Kingsley Publishers.

127. Wilbarger, P. & Wilbarger, J. (1991) *Sensory Defensiveness in Children Aged 2-12: An Intervention Guide for Parents and Other Caretakers.* Stillwater: PDP Press.

128. Williams, M. & Shellenberger, S. (1994) *"How Does Your Engine Run?": A Leader's Guide to The Alert Program for Self-Regulation.* Stillwater: PDP Press.

129. Williams, M. & Shellenberger, S. (2001). *Staying Alert at Home and School.* Albuquerque: Therapy Works Inc.

130. Williamson, G. & Anzalone, M. (2001). *Sensory Integration and Self-Regulation in Infants and Toddlers: Helping Very Young Children Interact with Their Environment.* Arlington: Zero to Three.

131. Griffin, M. (2010). *Picky, Picky Pete.* Arlington, TX: Sensory World.

132. Harding, J. (2011). *Ellie Bean the Drama Queen.* Arlington, TX: Sensory World.

133. Kranowitz, C. (2004). T*he Goodenoughs Get in Sync.* Las Vegas, NV: Sensory Resources.

134. Laird, C. (2009) *I'm Not Weird, I Have SPD.* Denver, CO: Outskirts.

135. Lynch, C. (2012). *Totally Chill: My Complete Guide to Staying Cool.* Shawnee Mission, KS: AAPC. Roth-Fisch, M. (2009). *Sensitive Sam.* Arlington, TX: Sensory World.

136. Steiner, H. (2012). *This is Gabriel Making Sense of School.* Arlington, TX: Sensory World.

137. Veenendall, J. (2008). *Arnie and His School Tools: Simple Sensory Solutions That Build Success.* Shawnee Mission, KS: AAPC.

138. Veenendall, J. (2009). *Why Does Izzy Cover Her Ears? Dealing with Sensory Overload.* Shawnee Mission, KS: AAPC.

139. Wilson, L. F. (2009). *Squirmy Wormy.* Arlington, TX: Sensory World

140. Baltazar, A. (2004). Writing social stories for the child with sensory integration dysfunction: An introductory resource and guide for therapists, teachers and parents. *SISIS*, 27, 1, 1–4.

141. Bhat, A., Landa, R. & Galloway, C. (2011). Current perspectives on motor functioning in infants, children and adults with Autism Spectrum Disorders, *Physical Therapy*, 91, 1–14.

142. Bloomer, M. & Rose, C. (1989). Frames of reference: guiding treatment for children with autism. *Developmental Disabilities: A Handbook for Occupational Therapists*, 12–26.

143. Case–Smith, J. & Arbesman, B. (2008). Evidence–based review of interventions for autism used in or of relevance to occupational therapy. *American Journal of Occupational Therapy*, 62(4), 416–429.

144. Cohn, E. (2001). Parent perspectives of occupational therapy using a sensory integration approach. *AJOT*, 55, 285–293.

145. Cool, S. (1990, Dec.). Use of a surgical brush in treatment of sensory defensiveness: Commentary and exploration. *Sensory Integration Special Interest Newsletter*. 4–6.

146. Dunn, W., Smith Myles, B. & Orr, W. (2002). Sensory processing issues associated with Asperger Syndrome: A preliminary investigation. *American Journal of Occupational Therapy*. 56(1), 97–102.

147. Dunn, W., Saiter, J. & Rinner, L. (2002). Asperger Syndrome and sensory processing: a conceptual model and guidance for intervention planning. *Focus on Autism and Other Developmental Disabilities*.

148. Duzik, M. et al. (2007). Dyspraxia in autism: association with motor, social, and communicative deficits. *Developmental Medicine & Child Neurology*. 49, 734–739.

149. Freret Schoener, R. et al. (2008). You can know me now if you listen: sensory, motor and communication issues in a non–verbal person with autism. *AJOT*, 62, 5, 547–553.

150. Gal, E., Ben Meir, A. & Katz, N. (2013). Development and reliability of the autism work skills questionnaire (AWSQ). *AJOT*, 67, 61–65.

151. Gowan, E. & Hamilton, A. (2012). Motor abilities in autism: A review using a computational context. *Journal of Autism and Developmental Disorders*, eScholarID:164739 | PMID:22723127 | DOI:10.1007/s10803–012–1574–0

152. Law, M. (2006). Autism Spectrum Disorders and Occupational Therapy, CAOT Briefing to the Senate Standing Committee on Social Affairs, Science and Technology. Canadian Association of Occupational Therapists.

153. Miller, L.J. & Lane, S. (2000). Toward a consensus in terminology in sensory integration theory and practice. Part 1 and 2, *Sensory Integration Special Interest Section Quarterly*.

154. Parham et al. (2007). Fidelity in sensory integration intervention research. *AJOT*, 61, 216–227.

155. Talay–Ongan, A. & Wood, K. (2000). Unusual sensory sensitivities in autism: a possible crossroads. *International Journal of Disability, Development and Education*, 47, 2, 201–211.

156. Ashburner, J. et al (2008). Sensory Processing and classroom emotional, behavioral, and educational outcomes in children with autism spectrum disorders., *AJOT*, 62,5, 564–573.

157. Ahn, R., Miller, L.J. & McIntosh, D (2004). Prevalence of parent's perceptions of sensory processing disorders among kindergarten children.*AJOT*, 56, 287–302.

158. Ayres, A. J. & Tickle, L. (1980). Hyper–responsivity to touch and vestibular stimuli as a predictor of positive response to sensory integration procedures by autistic children. *AJOT*, 34, 375–381.

159. Ayres, A.J. & Mailloux, Z. (1983). Possible pubertal effect on therapeutic gains in an autistic girl. *American Journal of Occupational Therapy*, 34, 375–381.

160. Bagatell et al. (2010). Effectiveness of therapy ball chairs on classroom participation in children with

autism spectrum disorders. *AJOT,* 64, 895–903.

161. Baranek, G. & Berkson, G. (1994). Tactile defensiveness in children with developmental disabilities: responsiveness and habituation. *Journal of Autism and Developmental Disorders.* Vol. 24, No. 4, 457–472.

162. Baranek, et al. (2002). Sensory processing correlates of occupational performance in children with Fragile X syndrome: Preliminary findings. *AJOT,* 63, 538–546.

163. Baranek, G., Boyd, B., Pe, M., David, F. & Watson, L. (2007). Hyperresponsive sensory patterns in young children with autism, developmental delay, and typical development. *American Jounal of Mental Retardation,* 112, 233–245.

164. Ben–Sasson et al. (2007). Extreme sensory modulation behaviors in toddlers with Autism Spectrum Disorders, *AJOT,* 61–5, 584–592.

165. Bundy, A. (2007). How does sensory processing affect play? *AJOT,* 61, 2, 2001–207.

166. Case–Smith, J. & Bryan, T. (1999). The effects of occupational therapy with sensory integration emphasis on preschool–age children with autism. *American Journal of Occupational Therapy.* 33, 489–497.

167. Cohn, E, Miller, L.J., & Tickle–Degnen, L. (2000). Parental hopes for therapy outcomes: Children with sensory modulation disorder. *AJOT,* 54, 36–43.

168. Collins, A. & Dworkin, R. (2011). Pilot study of the effect of weighted vests. *AJOT,* 65, 688–694.

169. Dickie, V. et al. (2009). Parent reports of sensory experiences of preschool children with and without autism: A qualitative study. *AJOT,* 63, 2, 172–181.

170. Dunn, W. & Bennet D. (2002). Patterns of sensory processing in children with attention deficit hyperactivity disorder. *Occupational Therapy Journal of Research,* 22, 4–15.

171. Dunn, W., Smith Myles, B. & Orr, W. (2002). Sensory processing issues associated with Asperger Syndrome: A preliminary investigation. *American Journal of Occupational Therapy.* 56(1), 97–102.

172. Dunn, W., Saiter, J. & Rinner, L. (2002). Asperger Syndrome and sensory processing: A conceptual model and guidance for intervention planning. *Focus on Autism and Other Developmental Disabilities.* 17(3). 172–185.

173. Fertel–Daly, D., Bedell, G., Hinjosa, J. (2001). The effects of a weighted vest on attention to task and self–stimulatory behaviors in preschoolers with pervasive developmental disorders. *AJOT,* November/December, 629–640.

174. Goin–Kochel, R., MacIntosh, V & Myers, B. (2009). Parental reports of the efficacy of treatments and therapies for their children with autism spectrum disorders. *Research in Autism Spectrum Disorders,* 3(2), 528–537.

175. Green, V., Pituch, K., Itchon, J., Choi, A. O' Reilly, M. & Sigafoos, J. (2006). Internet survey of treatments used by parents of children with autism. *Research in Developmental Disabilities,* 27(1). 70–84.

176. Hilton, C., Graver. K., & LaVesser, P. (2007). Relationship between social competence and sensory processing in children with high functioning autism spectrum disorders. *Research in Autism Spectrum Disorders,* 1, 164– 173.

177. Hilton, C., et al. (2010). Sensory responsiveness as a predictor of social severity in children with high functioning autism spectrum disorders (HFASD). *Research in Autism Spectrum Disorders,* 4(4), 746–754.

178. Koizel, L., Budding, D., & Chidekel, D. (2011). Sensory integration: Sensory processing, and sensory modulation disorder: Putative functiona lneuroanatomic underpinnings. *Cerebellum, DOI,*

10.1007.

179. Inamura, K. N., Wiss, T. & Parham, D. (1990). The effects of hug machine usage on the behavioral organization of children with autism and autistic-like characteristics. Part I. *Sensory Integration Quarterly,* XVII.

180. Inamura, K.N., Wiss, T. & Parham. D. (1990). The effects of hug machine usage on the behavioral organization of children with autism and autistic-like characteristics. Part 2. *Sensory Integration Quarterly,* XVIII.

181. Iwasaki, K. & Holm. M. (1989). Sensory treatment for the reduction of stereotypic behaviors in person with severe multiple disabilities. *Occupational Therapy Journal Of Research*, 9, 170–183.

182. Kientz, M. & Dunn, W. (1997). A comparison of children with autism and typical children using the Sensory Profile. *American Journal of Occupational Therapy*, 51, 530–537.

183. Lane, A.E. et al. (2010). Sensory processing subtypes in autism: Association with adaptive behavior. *Journal of Autism and Developmental Disorders*, 40(1), 112–122.

184. Mailloux, et al. (2011). Verification and clarification of patterns of sensory integrative dysfunction. *AJOT*, 65, 143–151.

185. McIntosh, D., Miller, L.J., Shyu, V. & Hagerman, R. (1999). Sensory modulation disruption, electrodermal responses, and functional behaviors. *Developmental Medicine & Child Neurology*, 41, 608–615.

186. Miller, L.J., Coll, J.R. & Schoen, S. (2007). A randomized controlled pilot study of the effectiveness of occupational therapy for children with sensory modulation disorder. *AJOT,* 61(2), 228–238.

187. Miller, L.J., Schoen, S., James, K. & Scaaf, R. (2007). Lessons learned: A pilot study on occupational therapy effectiveness for children with sensory modulation disorder. *AJOT,* 61,161–169.

188. Miller-Kuhanek, Henry, D., Glennon, T. & Mu, K. (2007). Development of the sensory processing measure-school: initial studies of reliability and validity. *AJOT,* 61,170–175.ckc./

189. Owen, J., Marco, E., Desai, S., Fourie, E., Harris, J., Hill, S., Arnett, A. & Mukherjee, P. (2013). Abnormal white matter microstructure in children with sensory processing disorders. *NeuroImage: Clinical 2*, 844–853.

190. Parham et al. (2011). Development of a fidelity measure for research on the effectiveness of the Ayres Sensory Integration intervention. *AJOT*, 65, 133–142.

191. Pfeiffer, B. et al. (2008). Effectiveness of disc 'o' sit cushions on attention to task in second-grade students with attention difficulties. *AJOT*, 62,3,274–281.

192. Pfeiffer, B. et al. (2005). Sensory modulation and affective disorders in children and adolescents with Asperger's Disorder, *AJOT,* 59,3. 335–345.

193. Parham, L., Cohn, E., Spitzer, S., Koomar, J., Miller, L.J., Burke, J., et al. (2007). Fidelity in sensory integration intervention research. *AJOT*, 61, 216–227.

194. Pfeiffer, B., Koeneg, K., Kinnealey, M., Sheppard, M. & Henderson, L. (2011). Effectiveness of sensory integration interventions in children with autism spectrum disorders: A pilot study. *AJOT*, 65-1, 76–85.

195. Polatajko, H. & Cantin, N. (2010). Exploring the effectiveness of occupational therapy interventions, other than the sensory integration approach, with children and adolescents experiencing difficulty processing and integrating sensory information, *AJOT*, 64:415–429.

196. Schaaf, R., Miller, L.J., Seawell, D. & O'Keefe, S. (2003). Children with disturbances in sensory processing: A pilot study examining the role of the parasympathetic nervous system. *AJOT*, 57, 442.

197. Schaaf, R. and McKeon Nightlinger, K. (2007). Occupational therapy using a sensory integrative approach: A case study of effectiveness. *American Journal of Occupational Therapy*, 6.

198. Schaff, R. C., et al. (2011). The everyday routines of families of children with autism examining the impact of sensory processing difficulties on the family. *Autism*, 15(3), 373–389.

199. Schaaf, R. (2011). Interventions that address sensory dysfunction for individuals with autism spectrum disorders: Preliminary evidence for the superiority of sensory integration compared to other sensory approaches. In E. P. Reichow, D. V.Cicchetti, & F.R. Volkmar (Eds).Evidence–Based Practices and Treatments for Children with Autism. New York: Springer Sciences + Business Media.

200. Schaff, R., C. et al. (2012a). Occupational therapy and sensory integration for children with autism: a feasibility, safety, acceptability and fidelity study. *Autism: The International Journal of Research and Practice*, Doi:10.1177/1362361311435157.

201. Schaaf, R. & Imperatore Blanche, E. (2012). Emerging as leaders in autism research and practice: using the data–driven intervention process. *American Journal of Occupational Therapy*, 66,503–505.

202. Schaaf, R., Hunt, J. & Benevides, T. (2012). Occupational therapy using sensory integration to improve participation of a child with autism: A case report. *American Journal of Occupational Therapy*, 66, 5, 547–555.

203. Schaaf, R., Benevides, T., Maillouz, Z., Faller, P., Hunt, J., van Hooydonk, E., Freeman, R., Leiby, B., Sendecki, J. & Kelly, D. (2013). An intervention for sensory difficulties in children with autism: A randomized trial. *Journal of Autism and Developmental Disorders*, DOI.1007/s10803–013–1983–8.

204. Schilling, D., Washington, K., Billingsley, F., & Deitz, J. (2003) Classroom seating for children with attention deficit hyperactivity disorder: Therapy balls versus chairs. *AJOT*, 57, 534–541.

205. Schilling, D. & Schwartz, I. (2004). Alternative seating for young children with autism spectrum disorder: Effects of classroom behavior. *Journal of Autism and Developmental Disorders*, 34, 423–432.

206. Schoen, S., Miller, L.J. & Green, K. (2008). Pilot study of the sensory over–responsivity scales: assessment and inventory. *AJOT*, 62, 393– 406.

207. Schoen, S., Miller, L., Brett–Green, B. & Nielsen, D. (2009). Physiological and behavioiural differences in sensory processing: a comparison of children with ASD and AMD. *Frontiers in Integrative Neuroscience*. 3, 1–11.

208. Shields Bagby, M., Dickie, V. & Baranek, G. (2012). How sensory ecperiences of children with and without autism affect family occupations. *AJOT*, 66, 1, 78–86.

209. Silva, L. & Schalock, M. (2012). Sense and self–regulation checklist, a measure of comorbid autism symptoms: Initial psychometric evidence. *AJOT*, 66, 2, 177–186.

210. Sinclair, S., Press, B., Koenig, K. & Kinnealey, M. (2005). Effects of sensory integration intervention on self–stimulating and self–injurious behaviors. *AJOT*, 59(4), 418–425.

211. Smith Roley, S., Mailloux, A., Parham, D., Schaaf, R. Lane, C. & Cermak, S. (2104). Sensory integration and praxis patterns in children. *AJOT*, 69 (1),

212. Umeda, C. & Dietz, J. (2011). Effects of therapy cushions on classroom behaviours on children with autism spectrum disorder. *AJOT*, 65, 2–159.

213. VandenBerg, N. (2001) The use of a weighted vest to increase on–task behavior in children with attention difficulties, *AJOT*, November/December 621–628

214. Watling, R. & Deitz, J. (2007). Immediate effect of Ayres's sensory integration based occupational therapy intervention on children with autism spectrum disorders. *AJOT*, 67, 574–583.